Khédija SOUMER
Adel MRAD

Resultados a médio e longo prazo das bioproteses valvulares

Khédija SOUMER
Adel MRAD

Resultados a médio e longo prazo das biopróteses valvulares

Estudo multicêntrico tunisino

SciénciaScripts

Imprint

Any brand names and product names mentioned in this book are subject to trademark, brand or patent protection and are trademarks or registered trademarks of their respective holders. The use of brand names, product names, common names, trade names, product descriptions etc. even without a particular marking in this work is in no way to be construed to mean that such names may be regarded as unrestricted in respect of trademark and brand protection legislation and could thus be used by anyone.

Cover image: www.ingimage.com

This book is a translation from the original published under ISBN 978-620-6-72260-1.

Publisher:
Sciencia Scripts
is a trademark of
Dodo Books Indian Ocean Ltd. and OmniScriptum S.R.L publishing group

120 High Road, East Finchley, London, N2 9ED, United Kingdom
Str. Armeneasca 28/1, office 1, Chisinau MD-2012, Republic of Moldova, Europe
Printed at: see last page
ISBN: 978-620-8-19804-6

Conteúdo

1 REMERCIMENTOS

Ao *nosso Mestre e Presidente do júri*
Professor Amine JEMEL
Chefe do Departamento de Cirurgia Cardiovascular
CHU Abderrahmen Mami
Deu-nos a grande honra de aceitar presidir ao júri da nossa
tese.
Temos por si o respeito profundo e permanente que resulta das suas
inúmeras qualidades humanas e profissionais.
A vossa amabilidade, competência, rigor no vosso trabalho e a
elevada qualidade do vosso ensino sempre suscitaram a nossa admiração
e gratidão.

Aceite, caro mestre, a expressão
sincera
da
nossa mais profunda gratidão e consideração por
esta obra.
Ao nosso Mestre e Juiz
Professor Feker GHEDIRA
Departamento de Cirurgia Cardiovascular
CHU La Rabta
Estamos muito sensibilizados com a honra que nos deu ao aceitar
julgar esta tese.
As suas qualidades humanas excepcionais, o seu espírito pedagógico inabalável e
o seu rigor imaculado são um ideal nobre para nós.
A vossa generosidade e os vossos conselhos marcar-nos-ão para sempre
. Encontram nesta obra a expressão da nossa grande admiração
e da nossa profunda gratidão.
Ao nosso Mestre e Juiz
Professor Agrege Emna BENNOUR
Departamento de Cardiologia
CHU Abderrahmen Mami
É uma grande honra tê-lo no nosso
estimado painel de jurados.
Temos
o maior
respeito e admiração pelas suas qualidades humanas e profissionais.
Esta obra é a expressão da nossa
mais sincera gratidão
Ao *nosso Mestre e Juiz*
Professor Agrege Mokhles LAJMI

Departamento de Cirurgia Cardiovascular e Torácica
Hôpital militaireprincipal'dinstructwn de Tunis
Estamos muito honrados por ter aceite fazer parte do
nosso júri.
As suas qualidades humanas e profissionais são susceptíveis de inspirar estima e
respeito.
A vossa amabilidade, a vossa atenção e os vossos conselhos preciosos nunca serão
esquecidos.
Que esta obra seja um sinal da nossa mais
profunda e sincera gratidão
Ao nosso Mestre e Juiz
Professor Agrege Mouna BOUSNINA
Departamento de Cirurgia Cardiovascular
CHU Abderrahmen Mami
Agradecemos-lhe a honra de fazer parte do
nosso júri e a atenção que dedicou a este trabalho.
Temos o maior respeito pela vossa competência e disponibilidade.
A presente obra é a expressão do nosso
mais sincero agradecimento
Ao nosso Mestre e Relator destas
Professor Mohamed ZIADI
Departamento de Cirurgia Cardiovascular e Torácica
Hôpital militaireprincipal d'instruction de Tunis
É uma grande honra para nós que tenha aceitado fazer o relatório sobre este
trabalho.
Sempre
admirámos a sua bondade, generosidade e conhecimento.
A vossa disponibilidade, os vossos conselhos e os vossos inestimáveis comentários
foram
uma ajuda incontestável para a realização deste trabalho.
Aceitem a nossa mais profunda gratidão e
respeito.

Dr. Khedija SOUMER
Departamento de Cirurgia Cardiovascular
CHU Abderrahmen Mami
Estou sensibilizado com a honra que me deu ao aceitar
dirigir-me neste trabalho.
Gostaria de agradecer a sua disponibilidade, a sua atenção e os seus conselhos
esclarecidos ao longo de todo o processo.
Sem a vossa orientação e paciência, este trabalho nunca teria visto
a luz do dia.

Queira aceitar a expressão da minha mais profunda gratidão e consideração.

Ao nosso Mestre e convidado de honra
Professor Raouf DENGUIR
Chefe do Serviço de Cirurgia Cardiovascular
CHU La Rabta

Obrigado a si e a toda a equipa da La Rabta Cardiovascular Surgery por me terem acompanhado e orientado ao longo da minha residência.
Temos
o maior
respeito e admiração pelas suas qualidades humanas e profissionais. Esta obra é a expressão da nossa
mais sincera gratidão.

2 INTRODUÇÃO

Mais de 250.000 próteses valvares são implantadas a cada ano em todo o mundo, sendo que mais da metade destas são biopróteses [1]. Nos países em desenvolvimento, com pouco acesso à cirurgia cardíaca, a incidência de substituição valvar é estimada em 4,75 por 100.000 habitantes [2].

As primeiras substituições de válvulas cardíacas foram efectuadas na década de 1960. Desde então, a cirurgia valvular tem continuado a evoluir, com o objetivo de restaurar a função da válvula danificada, com três opções paralelas, ou mesmo concorrentes: a cirurgia conservadora ou reparadora, as próteses ditas "mecânicas" e as válvulas biológicas [3].

Quando uma válvula cardíaca defeituosa não se presta a um tratamento conservador, o cirurgião é obrigado a substituí-la por uma prótese. Nesta situação, o ideal seria implantar uma válvula protésica com o mesmo desempenho hemodinâmico de uma válvula nativa, com longa durabilidade e sem necessidade de anticoagulação a longo prazo. Esta prótese ainda não existe.

As próteses mecânicas, conhecidas pela sua excelente durabilidade, requerem um tratamento anticoagulante curativo permanente, o que está associado a riscos potencialmente graves de hemorragia. As próteses biológicas, por outro lado, caracterizam-se pela sua boa tolerância ao sangue por contacto e não necessitam de anticoagulação, mas têm uma duração de vida mais limitada [3].

A escolha de uma prótese cardíaca baseia-se em dois parâmetros essenciais: a idade e o tratamento anticoagulante. Os doentes com mais de 65-70 anos receberão uma bioprótese que não necessita de anticoagulação, mas que é suscetível de se deteriorar, ao passo que os doentes com menos de 65 anos receberão mais provavelmente uma prótese mecânica e serão sujeitos a tratamento anticoagulante ao longo da vida.

Esta teoria tem vindo a ser rectificada ao longo do tempo e a proporção de válvulas biológicas implantadas tem vindo a aumentar progressivamente, ultrapassando largamente a das válvulas mecânicas. De facto, nas últimas décadas, a inovação contínua no desenho, fabrico e técnicas de conservação das biopróteses, nos últimos 30 anos, melhorou o seu desempenho e durabilidade, e levou a uma alteração dos critérios de escolha do tipo de prótese valvular, cada vez mais baseados na vontade do doente devidamente informado e no seu estilo de vida [4].

Nos últimos anos, a taxa de implantação cirúrgica de biopróteses tem aumentado significativamente. Esta taxa passou de 22,5%, em 2006, para 76,8%, em 2016, em comparação com uma diminuição significativa da taxa de implantação de válvulas mecânicas, de 77,5%, em 2006, para 23,2%, em 2016 [5].

Com a nova geração de biopróteses, as caraterísticas hemodinâmicas destes substitutos, a sua longevidade e o facto de não haver necessidade de tratamento anticoagulante com as suas complicações hemorrágicas, as próteses biológicas tornaram-se a alternativa de eleição para doentes de todas as idades.

Neste trabalho, propomo-nos a apresentar uma série de doentes submetidos a substituição(ões) valvular(es) por bioprótese em três centros de cirurgia cardiovascular.

Os objectivos do nosso estudo foram os seguintes

- Análise do perfil clínico e evolutivo dos doentes submetidos a substituição valvular por prótese biológica
- Estudar os factores preditivos de morbilidade e mortalidade pós-operatória.

3 MÉTODOS

I. POPULAÇÃO DO ESTUDO :

Trata-se de um estudo retrospetivo, multicêntrico, descritivo e transversal realizado nos serviços de cirurgia cardiovascular do Hospital Universitário Abderrahman Mami de Ariana, do Hospital Habib Bourguiba de Sfax e do Hospital Militar Principal de Tunis, entre setembro de 2017 e dezembro de 2021.

1. Critérios de inclusão :

Foram incluídos no estudo todos os pacientes portadores de uma ou mais bioproteses em qualquer posição (mitral, aórtica e/ou tricúspide), associadas ou não à cirurgia coronariana.

2. Critérios de não-inclusão :

Não incluído:

- Doentes que tenham sido submetidos a substituição(ões) valvular(es) com prótese(s) mecânica(s)
- Doentes submetidos a cirurgia da aorta torácica ascendente. Este último grupo não foi incluído para não enviesar os factores preditivos de morbilidade e mortalidade pós-operatória.

3. Critérios de exclusão :

Foram excluídos os doentes com registos médicos que não puderam ser utilizados devido à falta de cadernos de observação, dados per-operatórios ou acompanhamento pós-operatório.

II. OBJECTIVOS DO ESTUDO :

Descrever o perfil clínico e evolutivo dos doentes submetidos a substituição valvular por uma prótese biológica e estudar os factores preditivos de morbilidade e mortalidade pós-operatória.

III. REALIZAÇÃO DO ESTUDO :

Os dados epidemiológicos e clínicos foram recolhidos dos registos médicos de acordo com um formulário de processamento de dados pré-estabelecido que especificava diversas variáveis extraídas desses registos (Anexo 1). Estas incluíam :

1. Dados epidemiológicos :

Foram registados a idade de admissão, o sexo, a profissão, o peso e a altura para determinar o índice de massa corporal (IMC), os factores de risco cardiovascular, incluindo a diabetes, a hipertensão, o tabagismo, a dislipidemia e o Euroscore II.

O Euroscore II ou Sistema Europeu de Avaliação do Risco Operatório Cardíaco prevê a mortalidade através do cálculo da probabilidade de morte peri-operatória.

2. Factores relacionados com o terreno :

Identificámos factores relacionados com a condição do doente que poderiam modificar o contexto peri-operatório. Estes factores foram divididos em três grupos:

2.1.Historial médico :

Registámos :

- A presença de outras patologias concomitantes, como o acidente vascular cerebral, a broncopneumopatia crónica (DPOC), a insuficiência renal crónica (IRA), a associação de doença arterial coronária (DAC), etc., constitui um fator de risco para a doença.
- O conceito de dependência
- Tomar anticoagulantes ou anti-agregantes plaquetários

Para fazer face aos riscos associados à utilização de anticoagulantes ou de antiagregantes plaquetários, estes últimos foram suspensos antes de 3 dias da operação para os anticoagulantes orais e antes de 24 horas para os antiagregantes.

2.2.Factores relacionados com a valvulopatia :

Encontrámos :

- História de febre reumática
- Histórico de dilatação mitral percutânea
- O contexto da endocardite infecciosa
- História de cirurgia cardíaca, como substituição da válvula mitral ou aórtica ou comissurotomia mitral fechada

2.3.Factores que podem agravar o procedimento cirúrgico :

Foram tidos em conta factores que poderiam influenciar o risco da operação, como o contexto de urgência e o tempo de realização da operação em relação ao diagnóstico da doença valvular.

3. Avaliação pré-operatória dos doentes :

3.1.Dados clínicos :

Os doentes foram referenciados pelos serviços de cardiologia e por cardiologistas independentes. Foram atendidos em ambulatório ou admitidos numa situação de urgência.

Cada doente foi avaliado quanto à incapacidade funcional, incluindo dispneia de acordo com a classificação da NYHA e outros sintomas concomitantes, como dor torácica, síncope e equivalentes, sinais de insuficiência cardíaca direita e/ou esquerda e eventos embólicos.

3.2.Dados paraclínicos :

Todos os doentes tinham :

■ Um exame biológico pré-operatório, um eletrocardiograma para procurar perturbações do ritmo e da condução, associadas ou não a sinais isquémicos, e uma radiografia frontal do tórax para determinar o rácio cardiotorácico e analisar a silhueta cardíaca.

■ Um ecocardiograma transtorácico com Doppler mostra o seguinte:

■ Envolvimento das válvulas mitral e/ou aórtica e/ou tricúspide com quantificação do grau de estenose ou de fuga

■ Fração de ejeção do ventrículo esquerdo

■ Impacto nas câmaras cardíacas, nomeadamente hipertrofia/dilatação do ventrículo esquerdo e/ou dilatação das câmaras direitas

■ Perturbações cinéticas segmentares

■ Pressões arteriais pulmonares

■ A presença de vegetação, abcessos ou trombos

Os doentes com mais de 45 anos foram submetidos a uma coronariografia pré-operatória para identificação de doença coronária associada e a uma ecografia dos troncos supra-aórticos para deteção de eventuais estenoses carotídeas.

3.3.Avaliação anestésica :

Todos os doentes foram observados e avaliados por um anestesista antes da cirurgia.

4. Dados de funcionamento :

4.1.Preparação e instalação do paciente :

A operação foi efectuada sob anestesia geral. A monitorização intra e pós-operatória baseou-se na medição da pressão arterial, frequência cardíaca, saturação de O_2, diurese, temperatura central, glicemia, eletrocardiograma, monitorização respiratória e monitorização biológica com gasometria, ionograma, hemograma e doseamento de lactato.

A posição normal do doente é em decúbito dorsal, com as pernas juntas e os braços ao lado do corpo. O operador está posicionado à direita do doente, com o assistente no lado oposto (Figura 1).

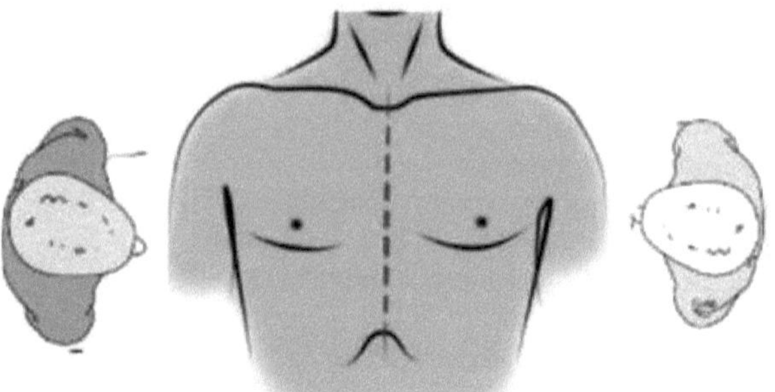

Figura 1: Posicionamento do doente [6].

4.2.ABORDAGENS :

4.2.1. Esternotomia vertical mediana :

Esta é a abordagem clássica em cirurgia cardíaca. Consiste na abertura do esterno verticalmente pelo meio, permitindo a exposição do mediastino anterior e o acesso ao creur e aos grandes vasos (Figura 2). Isto permite a instalação rápida e fácil da ponte de safena e a substituição da válvula em condições ideais.

4.2.2. Miniesternotomia :

Consiste numa pequena incisão na linha média seguida de abertura da metade superior do osso esterno (Figura 2).

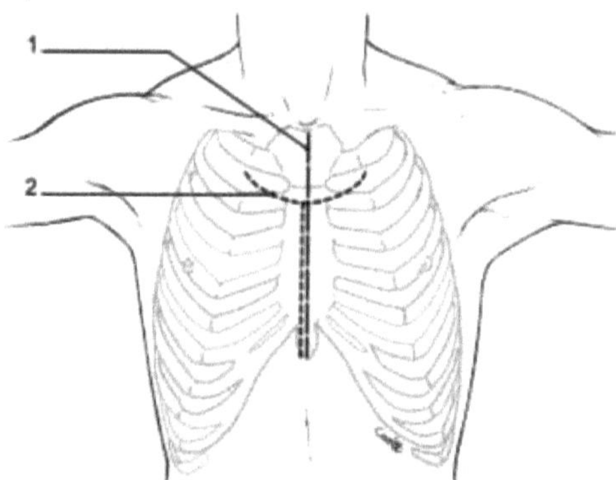

Figura 2: Incisões cutâneas do esterno com diferentes abordagens [6].
1. Esternotomia vertical mediana
2. Miniesternotomia

4.3.ACTAS DO CEC :

Todas as substituições valvulares foram efectuadas em CEC, única forma de obter um coração exangue e imóvel, condições essenciais para a ressecção da válvula e colocação da prótese cardíaca.

Após abertura do pericárdio e anticoagulação eficaz com heparina sódica 3 mg/kg, procedeu-se à colocação da ponte de safena entre a aorta e a aurícula direita.

A canulação aórtica é efectuada ao pé do tronco arterial braquiocefálico. A canulação venosa foi simples no caso de substituição isolada da válvula aórtica e dupla através da veia cava superior e inferior no caso de substituição da válvula mitral e/ou tricúspide.

Em caso de intervenção na tricúspide, foram colocados lagos à volta da veia cava para isolar completamente o músculo cardíaco da corrente sanguínea e evitar a falha da bomba. O músculo cardíaco era parado através da injeção de uma solução de cardioplegia no momento do clampeamento da aorta. Esta solução era passada através da raiz da aorta, ou seletivamente através dos óstios coronários no caso de substituição da válvula aórtica, permitindo a paragem do coração, preservando a integridade do órgão.

4.4.VIA DE EXPOSIÇÃO DA VÁLVULA :

4.4.1. Auriculotomia esquerda:

A válvula mitral foi abordada através de uma atriotomia esquerda, permitindo uma boa exposição da válvula. A incisão foi feita atrás do sulco de Sondergaard, em linha com a veia pulmonar superior direita. A incisão é então estendida de forma arqueada sob a veia cava inferior (Figura 3).

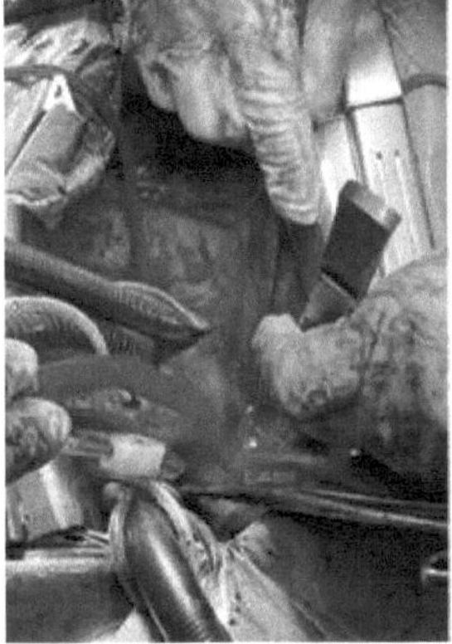
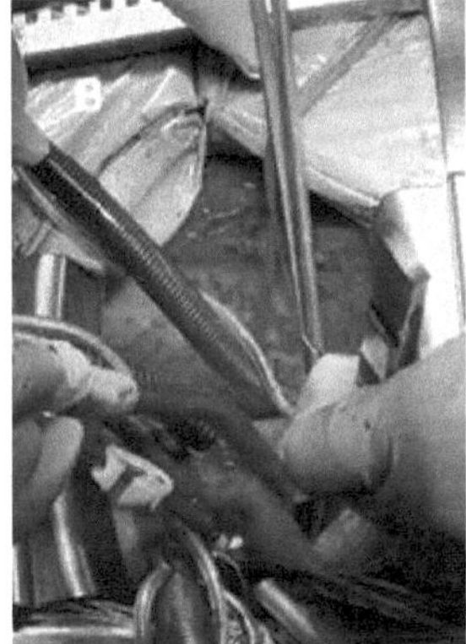
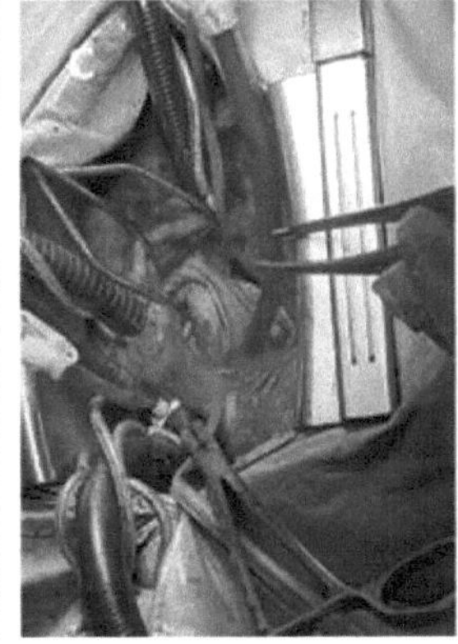

Figura 3: Auriculotomia esquerda
A- Início da incisão na aurícula esquerda em frente ao sulco de Sondergaard.
8- Ampliação da incisão sobre a veia pulmonar superior direita. C- Átrio esquerdo aberto por atriotomia esquerda expondo a valva mitral.

4.4.2. Auriculotomia direita:

O acesso à valva tricúspide foi realizado através de uma atriotomia direita, com incisão paralela ao sulco atrioventricular direito, estendendo-se do átrio em direção à veia cava inferior (Figura 4).

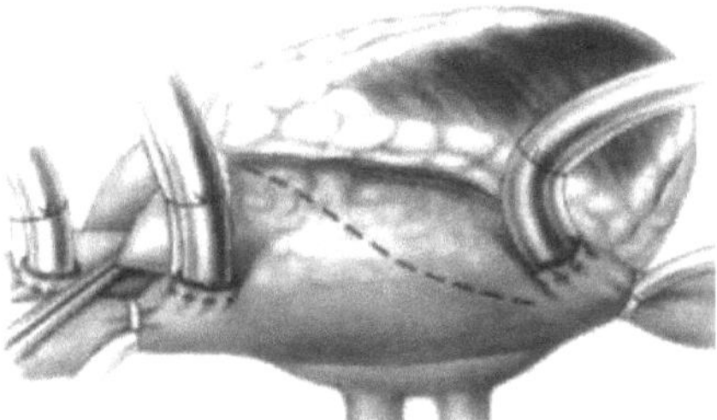

Figura 4: Auriculotomia direita oblíqua [7].

4.4.3. Via trans-aórtica :

Para abordagem da valva aórtica, realizamos uma aortotomia transversa ou oblíqua na face anterior da aorta. A incisão foi estendida para cima em direção à artéria pulmonar, obliquamente para baixo em direção ao meio do seio não-coronariano, parando a 1 cm do anel (Figura 5).

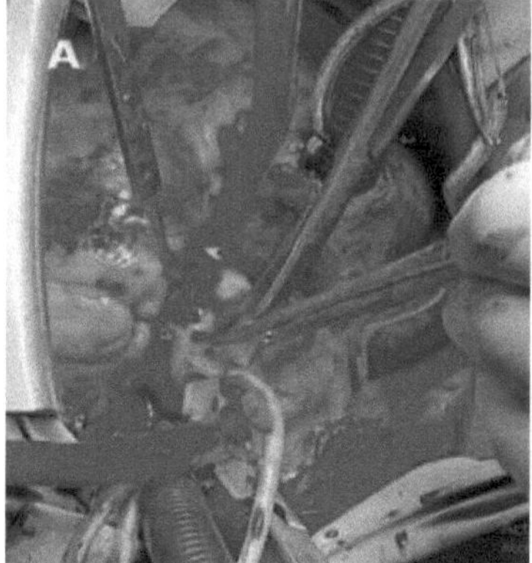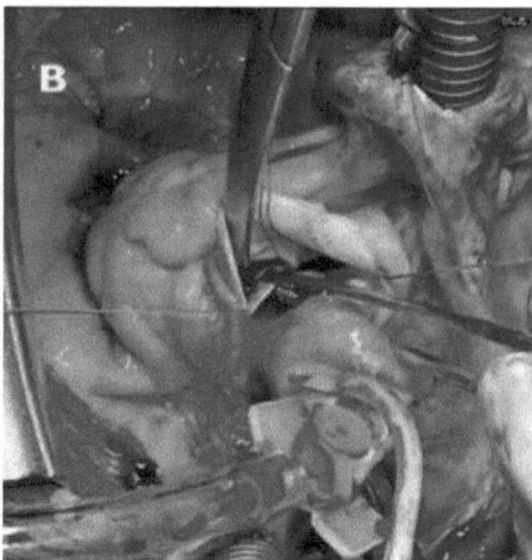

Figura 5: Vista cirúrgica da abordagem da válvula aórtica

A. **Aortotomia transversal**
B. **Abrir a aorta expondo a válvula aórtica**

4.5.ACÇÃO DA VÁLVULA :

4.5.1. Válvula mitral :

Após a realização da atriotomia esquerda, procedeu-se à ressecção do folheto anterior da válvula mitral, tentando preservar o folheto posterior com as suas cordas e inserções ventriculares, de modo a evitar futuras dilatações do ventrículo esquerdo. No entanto, nem sempre foi possível preservar o folheto posterior, nomeadamente no caso de calcificação extensa do folheto, o que obrigou à ressecção completa de ambos os folhetos. A prótese foi fixada com pontos em U intra-anulares (Figura 6). Na colocação da prótese foram tidas em conta as relações anatómicas da válvula mitral com a válvula aórtica, as vias de condução e a artéria circunflexa.

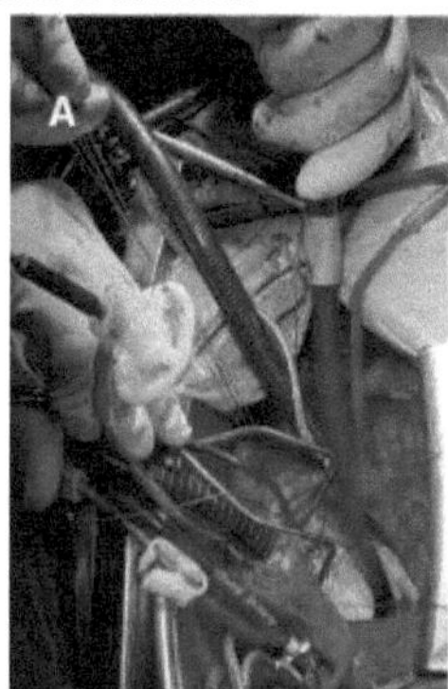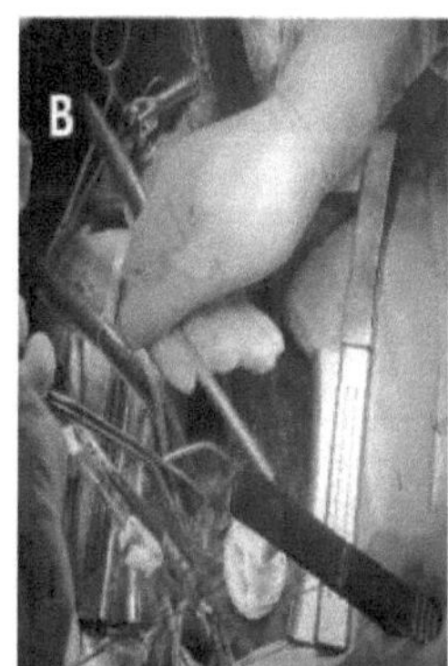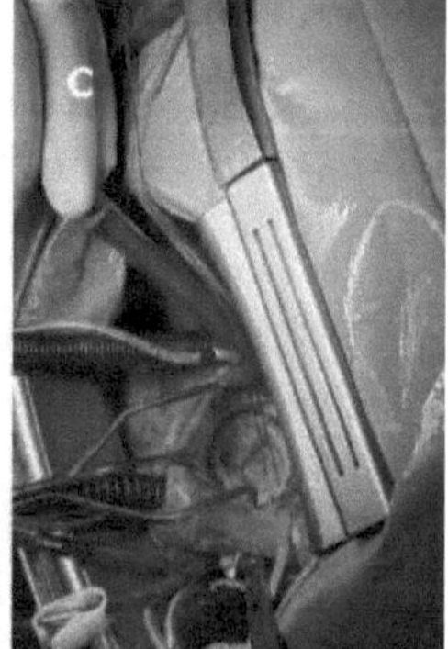

Figura 6: Vista cirúrgica da substituição da válvula mitral por uma bioprótese

A. Fixação da bioprótese com pontos em U suspensos
B. Fixação da bioprótese mitral com pontos em U intra-anulares
C. Stent mitral em posição

4.5.2. Válvula aórtica :

Após a aortotomia, a válvula aórtica foi excisada com manuseamento cuidadoso das calcificações valvulares ou vegetações, dependendo da etiologia, para evitar a fragmentação e embolização sistémica de detritos calcários ou material sético. A prótese foi fixada com pontos em "U", três sobreposições (Figura 7) ou pontos simples.

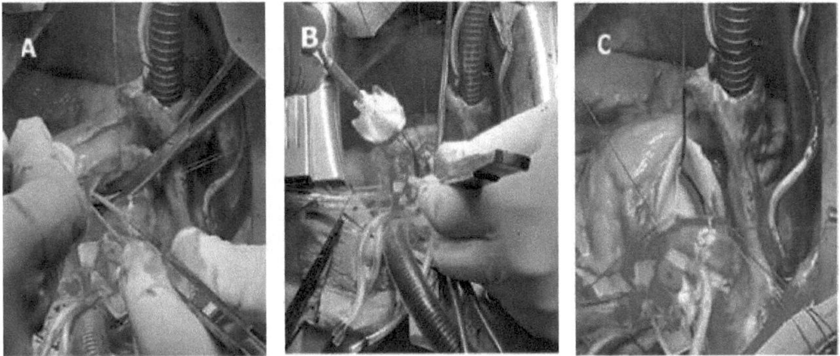

Figura 7: Vista cirúrgica da substituição da válvula aórtica por uma bioprótese

A. Ressecção da válvula aórtica

B. Fixação da bioprótese com 3 fios suspensos C. Colocação da bioprótese em posição intra-anular

4.5.3. Válvula tricúspide :

Após atriotomia direita e verificação do estado da valva tricúspide, o tratamento conservador muitas vezes era possível. Neste caso, realizámos uma anuloplastia tricúspide com um anel rígido fixado por pontos em U, respeitando a zona de tecido de condução. Se as lesões valvulares fossem muito extensas, a valva tricúspide era substituída.

A técnica que adaptamos foi utilizar os remanescentes da válvula septal para suturar a bioprótese, respeitando a área da comissura ântero-septal e a parte anterior do folheto interno (Figura 8).

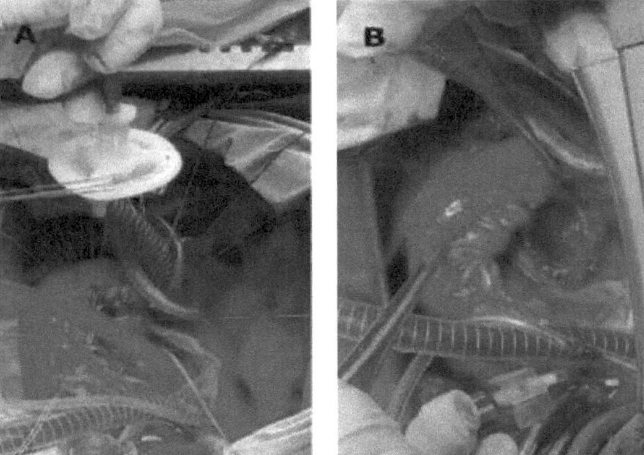

Figura 8: Vista cirúrgica da substituição da válvula tricúspide por uma bioprótese

A.   Fixação da bioprótese com pontos em U

B. Colocação intra-anular da bioprótese

5. Avaliação pós-operatória dos doentes :

5.1. Cuidados pós-operatórios imediatos:

Todos os doentes iniciaram uma profilaxia antibiótica com cefalosporina _{com regeneração} de 48 horas e um inibidor plaquetário de ácido acetilsalicílico em baixa dose. A anticoagulação foi retomada no pós-operatório H6, na ausência de hemorragia, para os doentes que já estavam a tomar Acenocumarol e para os doentes que tinham feito substituição da válvula mitral há 3 meses. Esta anticoagulação foi assegurada por heparina de baixo peso molecular, seguida de antivitamina K após a remoção dos drenos torácicos.

As recomendações da Sociedade Européia de Cardiologia (ESC) preconizam anticoagulação curativa por três meses para bioproteses em posição mitral (IIa) [4]. Para bioproteses aórticas, o cirurgião pode optar entre anticoagulação efetiva ou antiagregação plaquetária com aspirina por um período de três meses (IIb) [4].

Encontrámos :

- Duração do internamento numa unidade de cuidados intensivos
- Tempo de intubação
- A necessidade de repetir a cirurgia para um procedimento de hemostase
- Complicações ocorridas durante a hospitalização (pneumonia infecciosa, insuficiência renal, enfarte do miocárdio pós-operatório, acidente vascular cerebral, perturbações do ritmo ou da condução, mediastinite, etc.).

De acordo com o CDC (Center for Disease Control and Prevention), a mediastinite é definida como uma infeção dos tecidos acima do nível subcutâneo, com ou sem infeção do espaço retroesternal, e associada a pelo menos um dos seguintes critérios [8]:

- Instabilidade esternal ou febre > 38° C associada a descarga de líquido purulento
- Cultura positiva de amostras de tecido ou líquido do mediastino
- Mediastinite óbvia na cirurgia de revisão (deiscência esternal/estigmas de infeção)
- Duração do internamento hospitalar
- Mortalidade hospitalar

5.2. Pós-operatório remoto :

Registámos o seguimento dos doentes a curto e médio prazo. Os doentes foram revistos diariamente e antes da sua transferência para a cardiologia, depois na consulta externa entre D21 e D30, aos 3 meses, aos 6 meses e a 1 ano.

Todos os doentes foram acompanhados no pós-operatório e chamados a completar a entrevista, a fim de identificar complicações pós-operatórias distantes, regresso ao trabalho, atividade atual e desporto.

Os doentes foram acompanhados clinicamente e por ecografia. Registámos :

- Recorrência de dispneia e dor torácica
- O início da insuficiência cardíaca
- Os seguintes parâmetros na ecografia de vigilância :
- ■ O gradiente trans-protético
- ■ A superfície funcional
- ■ Medição de PAPS
- ■ Medição de EF

6. Análise estatística :

Os dados foram introduzidos utilizando o Microsoft Office 2016 Excel e analisados utilizando o software estatístico SPSS versão 25.0.

O estudo descritivo baseia-se no cálculo de médias, medianas, desvios-padrão (derivaçõespadrão) e amplitude (valores extremos = mínimo e máximo) para as variáveis quantitativas, e no cálculo de frequências absolutas e frequências relativas (percentagens) para as variáveis qualitativas.

Para a análise da associação entre duas variáveis qualitativas, a comparação de duas frequências em séries independentes foi efectuada pelo teste Chi2 de Pearson, no caso de condições de aplicação verificadas, e pelo teste de Fischer, no caso de não validade.

Para a análise da associação entre uma variável qualitativa e uma variável quantitativa, a comparação de duas medianas foi efectuada através do teste não paramétrico de Mann Whitney. A comparação de duas frequências emparelhadas foi efectuada através do teste de McNemar emparelhado, se as condições de aplicação fossem verificadas.

A análise multivariada foi efectuada utilizando um modelo de regressão logística bivariada (limiar de seleção p = 0,2). O risco foi calculado como o odds ratio (OR) com um intervalo de confiança de 95% (IC 95%).

Utilizámos o nível de significância de $p < 5\%$.

7. **Pesquisa bibliográfica :**

Este trabalho baseou-se numa pesquisa bibliográfica em francês e inglês utilizando os motores de busca "scholar.google.com", "www.sciencedirect.com" e a interface PubMed utilizando as seguintes palavras-chave em francês: chirurgie cardiaque, circulation extracorporelle, bioprothese, valve aortique, valve mitrale, remplacement valvulaire cardiaque.

As palavras-chave em inglês foram: cardiac surgery, cardiac pulmonary bypass, bioprosthesis, aortic valve, mitral valve, cardiac valve replacement.

A bibliografia foi inserida utilizando o software Zotero.

8. **Declarações de interesse:**

Nós, o autor e o supervisor, declaramos que não temos conflitos de interesse em relação a este trabalho. Nenhum de nós, ou qualquer um dos pacientes da série, foi pago ou financiado por qualquer indústria farmacêutica.

9. **Considerações éticas:**

Devido à natureza retrospetiva do estudo, os doentes não assinaram um formulário de consentimento informado para a utilização dos dados pessoais contidos nos registos médicos.

Os dados pessoais foram recolhidos respeitando rigorosamente o anonimato dos pacientes e a confidencialidade das suas informações.

4 RESULTADOS

1. ESTUDO DESCRITIVO :

1. Dados gerais :

[er]Entre 1 de setembro de 2017 e dezembro de 2021, 106 doentes foram submetidos a substituição valvular por bioprótese em três centros de cirurgia cardiovascular. 162 pacientes não foram incluídos e 56 registos foram excluídos.

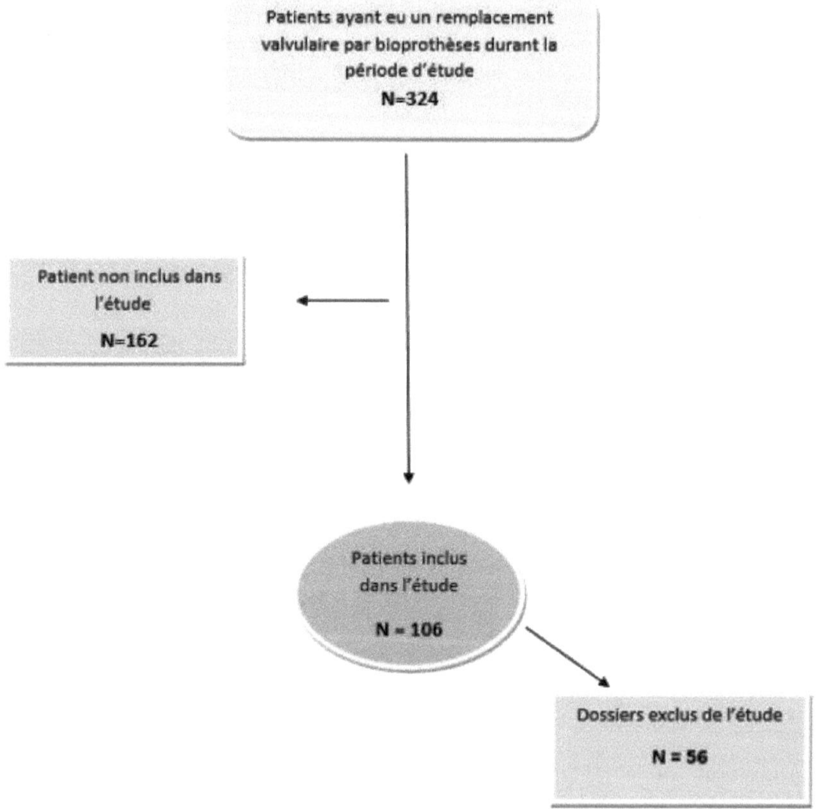

2. Dados demográficos :

2.1. Idade :

A idade média dos doentes estudados foi de 68 ± 11,68 anos [17-90]. (Figura n.º 9)

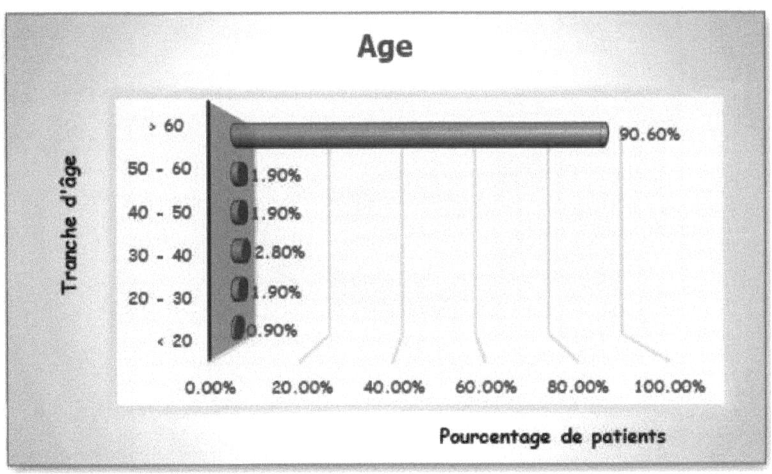

Figura 9: Repartição da população por idade

Dez dos nossos doentes (9%), com idades compreendidas entre os 17 e os 45 anos, optaram por uma bioprótese por má adesão ao tratamento ou por motivos profissionais (Tabela I).

Tabela I: Escolha da bioprótese na população jovem

	Idade	Escolha da bioprótese para:	
Doente 1	45	Fraco cumprimento da medicação	eme Trombose da prótese dois meses após a cirurgia 2 escolha: Bioprótese
Doente 2	17	Má adesão à medicação + idade fértil	
Doente 3	35	Fraca adesão + Toxicodependência	Endocardite precoce em próteses eme 2 escolha : Bioprótese
Doente 4	24	Profissão: Professor de desporto	
Doente 5	36	Fraco cumprimento da medicação	
Doente 6	40	Profissão: Polícia	
Doente 7	27	Fraco cumprimento da medicação	
Doente 8	30	Fraca adesão à medicação + desejo de engravidar	
Doente 9	39	Profissão: Agricultor	
Doente 10	45	Fraco cumprimento da medicação	

1.1.Género:

Dos 106 doentes incluídos no estudo, 64 eram homens (61%) e 42 eram mulheres (39%), o que corresponde a um rácio de sexo de 1,52, com uma clara predominância masculina (Figura 10).

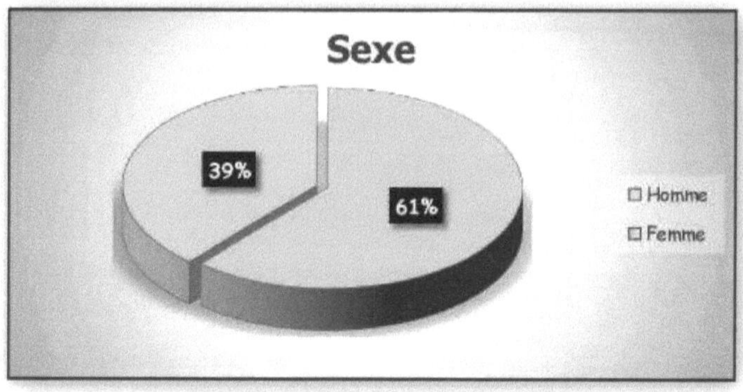

Figure 10: Distribution du sexe selon la fréquence

1.2. Factores de risco cardiovascular :

Os principais factores de risco cardiovascular identificados no nosso estudo são (Figura 11):
- Hipertensão arterial: A nossa série incluiu 59 doentes hipertensos (55,7%).
- Tabagismo: Foi detectado em 44 doentes (41,5%).
- Diabetes: Havia 25 diabéticos (29,2%).
- Dislipidemia: 31 doentes eram dislipidémicos (23,6%)
- Obesidade: Os cálculos do IMC revelaram 18 doentes obesos (27,1%).

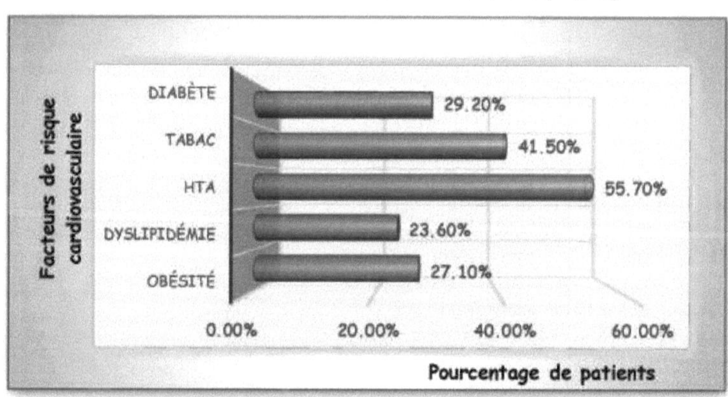

Figura 11: Distribuição dos doentes de acordo com os factores de risco cardiovascular

1.3. Patologias associadas:

O quadro seguinte apresenta os antecedentes encontrados na nossa série:

Quadro II: Repartição dos doentes por antecedentes médicos

	Fréquence	Pourcentage
Aucun	10	9,4 %
BPCO	44	41,5 %
AVC / AIT	2	1,9 %
Coronaropathie	22	20,7 %
Insuffisance rénale	7	6,6 %
Rhumatisme articulaire aigu	13	12,3 %
Toxicomanie	1	0,9 %

1.4. Cirurgia cardíaca anterior :

6,6% dos nossos doentes tinham antecedentes de cirurgia cardíaca prévia. Dois pacientes (1,9%) foram submetidos a comissurotomia mitral a céu fechado. Três doentes tinham antecedentes de substituição da válvula mitral (2,8%) e três tinham antecedentes de substituição da válvula aórtica (2,8%).

1.5. Distribuição de acordo com a etiologia :

Na nossa série, a doença valvular degenerativa foi predominante. Esta esteve presente em 55 doentes (51,90%), seguida da patologia reumática em 39 doentes (36,8%) e da endocardite infecciosa em oito doentes (7,5%).

Outras etiologias foram menos frequentes, nomeadamente o bicuspidismo aórtico em dois doentes (1,9%), a doença de Barlow em três doentes (2,8%), a etiologia isquémica em dois doentes (1,9%) e o lúpus eritematoso sistémico num único caso (0,9%) (Figura 12).

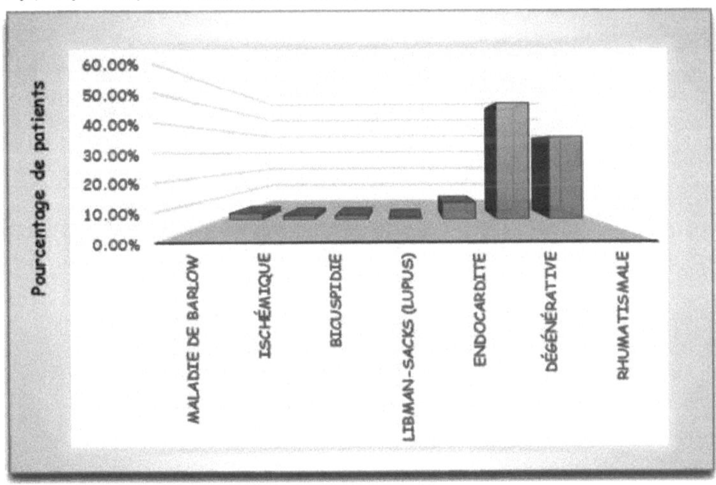

Figura 12: Repartição dos doentes por etiologia

1.6. Tomar medicamentos :

27 doentes tomavam antiagregantes plaquetários (25%) e 39 doentes tomavam anticoagulantes (36,8%).

1.7. Euroscore II :

A mortalidade média prevista dos doentes de acordo com o Euroscore foi de 2,69% ± 1,17 [0,62% -7%] (Figura 13).

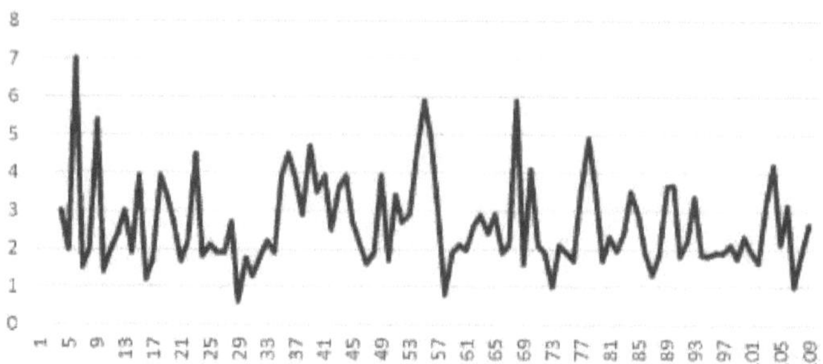

Figura 13: Distribuição dos doentes de acordo com o Euroscore II

11. ESTUDO CLÍNICO :

1. Sinais funcionais :

Quatro doentes eram assintomáticos (3,8%).

A dispnéia foi o sinal funcional mais freqüentemente encontrado em nossos pacientes (85 pacientes, ou seja, 80,2%). De acordo com a classificação da NYHA (New York Heart Association), os doentes apresentavam uma intensidade variável com predomínio do estádio III em 53,3% seguido do estádio II em 39,5%. A tabela seguinte resume a distribuição dos doentes dispneicos de acordo com o estádio da NYHA.

Tabela III: Distribuição dos doentes dispneicos de acordo com o estádio da NYHA

	Frequência	Percentagem
Fase I	1	1,2 %
Fase II	34	39,5 %
Fase III	45	53,5 %
Fase IV	5	5,8 %

Nos restantes doentes, as palpitações e a dor torácica foram os principais motivos de descoberta. A dor torácica esteve presente em 40 pacientes (37,7%) e as palpitações em 39 (36,8%) (Figura 14).

Os outros sinais eram variados e, por vezes, eram observados quando surgia uma complicação:

- 24 doentes tiveram um episódio sincopal ou equivalente (22,6%).
- Quatro doentes desenvolveram isquémia dos membros (3,8%).
- Dois doentes sofreram um acidente vascular cerebral (1,8%).

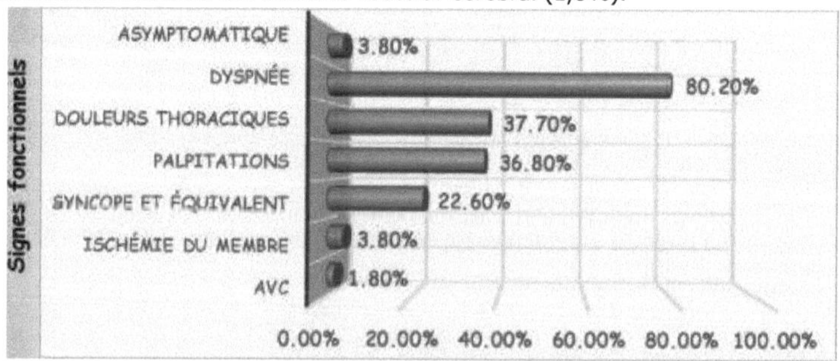

Figura 14: Apresentação clínica em doentes

2. Sinais físicos :

O exame físico revelou anormalidade auscultatória no foco mitral em 26 pacientes (24,5%) e no foco aórtico em 86 pacientes (81,1%).

25 doentes apresentavam insuficiência cardíaca (23,5%).

Dois pacientes apresentaram frieza e eritrocianose do membro inferior em relação à isquemia aguda (1,8%), outros dois apresentaram hemiplegia flácida secundária a acidente vascular cerebral (1,8%) (Figura 15).

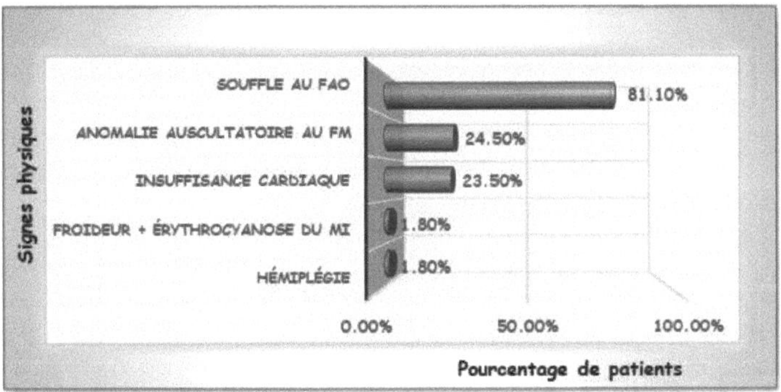

Figura 15: Resultados do exame físico dos doentes

3. Exames complementares :

3.1. Radiografia do tórax:

Foram efectuadas radiografias do tórax em todos os doentes. Era normal em 7 casos e patológica nos outros 99. Os vários aspectos radiológicos estão resumidos no Quadro IV:

Tabela IV: Distribuição dos sinais radiológicos nos doentes

	Frequência	Percentagem
Normal	7	6,6 %
Cardiomegalia	49	46,2 %
Silhueta mitral	10	9,4 %
Protrusão do botão aórtico	79	74,5 %
Sobrecarga hilar	22	20,8 %

3.2. Eletrocardiograma (ECG) :

O ECG era normal em 53 doentes.

As perturbações do ritmo foram os sinais eléctricos mais frequentes. A fibrilhação auricular foi observada em 28 doentes.

Onze doentes apresentavam perturbações da condução.

Além disso, 21 doentes apresentavam perturbações da repolarização.

Os sinais eléctricos estão resumidos na Tabela V.

Tabela V: Distribuição dos doentes de acordo com os sinais eléctricos

	Frequência	Percentagem
ECG Normal	53	50 %
Fibrilhação auricular	28	26,4 %
Perturbações da repolarização	21	19,8 %
Distúrbios de condução	11	20,8 %

3.3.Ecocardiografia-doppler :

O ecocardiograma transtorácico foi realizado em todos os pacientes. A fração de ejeção média do VE dos pacientes foi de 61% ± 0,08 [35% - 80%]. 97 pacientes apresentaram fração de ejeção do ventrículo esquerdo preservada (91,5%).

A pressão média da artéria pulmonar foi de 36,4% ± 13,35 [18 mmhg - 80 mmhg]. Em nosso estudo, 24 pacientes (22,4%) apresentavam HAP grave no pré-operatório.

O ventrículo esquerdo estava dilatado em 19 pacientes (17,9%), enquanto o ventrículo direito estava dilatado em sete pacientes (6,6%). Quatro doentes apresentavam dilatação biventricular (3,7%).

O ecocardiograma mostrou um predomínio de doença valvular aórtica em 85 pacientes (80,1%). 27 doentes apresentavam doença aórtica (25,4%). A insuficiência aórtica isolada foi descrita em 7 pacientes (6,6%), enquanto o estreitamento aórtico isolado foi observado em 51 pacientes (48,1%).

O acometimento da valva mitral foi observado em 22 casos (20,7%). O estreitamento mitral esteve presente em 5 pacientes (4,7%), enquanto a insuficiência mitral foi encontrada em 15 pacientes (14,1%). Dois pacientes apresentavam doença mitral predominantemente estenosante (1,8%).

O envolvimento tricúspide foi descrito em 10 pacientes (9,4%). A insuficiência tricúspide esteve associada à doença valvar mitral em 6 casos (5,6%) e à doença valvar aórtica em 2 casos (1,8%). O comprometimento isolado da tricúspide foi observado em 2 pacientes (1,8%). Os resultados da ecografia cardíaca estão resumidos na Tabela VI:

Tabela VI: Distribuição dos pacientes de acordo com os dados de ultrassom do valvulopatias

	Frequência	Percentagem
Cáries cardíacas		
FEVE (%)		
> 50	97	**91,5 %**
30 < EF < 50	9	8,4 %
HVG	73	68,8 %
Dilatação do VE	23	21,6 %
Dilatação da VD	11	10,3 %
Válvula aórtica	**86**	**81,1 %**
Ao encolhimento	**51**	**48,1 %**
Insuficiência de Ao	7	6,6 %
Doença de Ao	**27**	**25,4 %**
Trombose da prótese de Ao	1	0,9 %
Válvula mitral	24	26,4 %
Estreitamento mitral	5	4,7 %
Insuficiência mitral	**15**	**14,1 %**
Prolapso mitral	9	8,4 %
Doença mitral	2	1,8 %
Trombose da prótese mitral	1	0,9 %
Inserção de prótese mitral	1	0,9 %
Válvula tricúspide	10	9,4 %
TI associada a valvulopatia mitral	**6**	**5,6 %**
TI associada a valvulopatia aórtico	2	1,8 %

Doença tricúspide isolada	2		1,8 %
Lesões associadas			
Vegetação	9		8,4 %
Trombo	6		5,6 %
Abces		4	3,7 %
FEVE= Fração de ejeção ventricular	Hipertrofia do ventrículo esquerdo,		
LV= Ventrículo esquerdo, LV= Ventrículo	direita, Ao= aórtica, IT= Insuficiência tricúspide.		

A maioria dos doentes apresentava doença valvular única (84,9%). 16 doentes apresentavam doença valvular dupla (15%), correspondendo a doença mitro-aórtica em 8 doentes, doença mitro-tricúspide em 6 doentes e doença aorto-tricúspide em 2 doentes. Nenhum doente apresentava doença valvular tripla. A distribuição das lesões valvulares é mostrada na tabela abaixo:

Quadro VII: Repartição das lesões valvulares nos doentes

	Frequência	Percentagem
Doença valvular única	90	84,9 %
Doença mitro-aórtica	8	7,5 %
Doença mitro-tricúspide	6	5,6 %
Doença da aortotricuspide	2	1,8 %

3.4. Angiografia coronária :

A coronariografia pré-operatória, realizada em doentes com idade superior a 45 anos ou com factores de risco cardiovascular, revelou lesões coronárias significativas em 21 doentes, dos quais 11 foram submetidos a cirurgia de bypass coronário em simultâneo (10,4%).

3.5. Dados de eco-doppler dos troncos supra-aórticos:

A ecografia com Doppler dos troncos supra-aórticos revelou quatro casos de estenose carotídea significativa em doentes assintomáticos. Nenhum doente foi submetido a cirurgia carotídea combinada com substituição valvular.

4. Dados de funcionamento :

4.1. Abordagem :

A via de acesso torácica foi a esternotomia mediana vertical em 91 pacientes (85,8%) e a miniesternotomia em 15 pacientes (14,1%). Esta última foi utilizada apenas nas substituições isoladas da valva aórtica.

4.2. Circulação extracorporal (CEC):

A duração média da cirurgia de bypass foi de 100,83 ± 33 minutos [34 min - 180 min], enquanto a duração média do pinçamento aórtico foi de 74,94 ± 41,45 minutos [27 min - 180 min].

Em 16 pacientes (15%), a saída do bypass foi fácil sem o uso de drogas vasoativas. Por outro lado, 53 pacientes necessitaram de baixas doses de catecolaminas ao final do procedimento de bypass (50%), enquanto 37 pacientes (35%) realizaram o procedimento com altas doses de catecolaminas.

4.3. Procedimento cirúrgico:

23 doentes foram submetidos a cirurgia de urgência (21,7%). As circunstâncias que justificaram a cirurgia de urgência foram numerosas e estiveram geralmente relacionadas com uma complicação. Estas foram ou insuficiência cardíaca, na sequência de um episódio sincopal ou acidente embólico, ou relacionadas com disfunção da prótese.

A substituição da válvula mitral foi efectuada em 26 doentes (24,5%). A substituição da válvula aórtica foi efectuada na maioria da população (86 doentes ou 81%), enquanto a substituição da válvula tricúspide foi efectuada em 10 doentes (9,4%). As diferentes substituições valvares estão ilustradas na Figura 16.

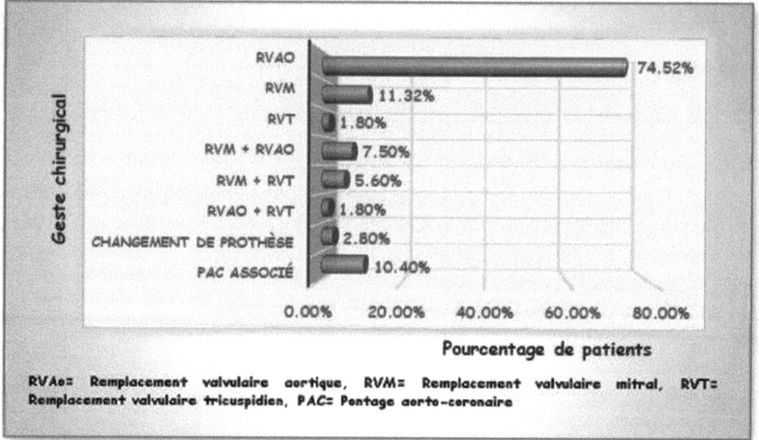

Figura 16: Repartição dos doentes por procedimento cirúrgico

4.4. Eventos por operação :

Dos 106 pacientes submetidos à cirurgia, 9 (8,4%) desenvolveram problemas de condução no intra-operatório.

Foram registadas seis mortes per-operatórias devido a falha na saída da circulação extracorporal (5,6%).

5. Evolução dos dados :

5.1. Gestão da unidade de cuidados intensivos :

O tempo médio de permanência nos cuidados intensivos foi de 5 ± 6 dias [1-58]. Durante este período, o tempo médio para extubação foi de 11 ± 33 horas [0-48]. A permanência hospitalar total foi de 12 ± 11 dias [2-55].

29 doentes foram desmamados dos fármacos vasoactivos no bloco operatório (27%). O desmame dos doentes foi fácil com doses baixas de catecolaminas em 40,6% dos casos e difícil em 23,6% dos casos.

[ere]A profilaxia antibiótica com cefalosporina de 1 geração foi sistemática para todos os doentes durante as primeiras 48 horas. No entanto, foi necessária uma terapêutica antibiótica curativa em 52 doentes (49%) com base em provas clínicas, radiológicas e biológicas.

56 doentes (56%) foram submetidos a anticoagulação curativa à base de heparina para atingir um TTPa de 2,5 - 3,5 vezes o controlo. Esta anticoagulação curativa incidiu sobre os doentes com fibrilhação auricular e sobre os portadores de bioprótese em posição mitral.

5.2. Morbidade e mortalidade pós-operatórias :

5.2.1. Mortalidade :

Na nossa série, 21 mortes precoces ocorreram durante o período pós-operatório, o que corresponde a uma taxa de mortalidade pós-operatória de 19,8%, elevando o número total de mortes para 27 doentes e uma taxa de mortalidade hospitalar de 25,4%.

As causas de morte pós-operatória foram choque sético relacionado com pneumonite infecciosa em 10 casos (9,4%), endocardite infecciosa em 3 casos (3%), relacionada com enfarte do miocárdio num doente, tamponamento pós-operatório em 6 doentes (5%) e choque cardiogénico num doente (1%). As causas de morte encontram-se resumidas no

Quadro VIII:
Quadro VIII: Causas de morte prematura

	Frequência	Percentagem
IDM	1	1 %
Choque cardiogénico	1	1%
Tamponamento pós-operatório	6	6 %
Doença pulmonar infecciosa	10	10 %
Endocardite	3	3 %

5.2.2. Morbidade:

O resultado pós-operatório precoce foi favorável em 20 doentes (20%), enquanto 80 doentes desenvolveram complicações após a operação, o que representa uma morbilidade global de 80%.

5.2.2.1. Complicações não relacionadas com a prótese :

■ **Complicações hemorrágicas :**

Dos 100 pacientes operados, 24 tiveram hemorragia pós-operatória, 16 dos quais (16%) necessitaram de repetir a cirurgia para controlo da hemostase. Nos restantes doentes, os distúrbios da hemostase foram controlados medicamente e com produtos sanguíneos.

■ **Complicações pulmonares :**

As complicações mais frequentes foram as pneumonites infecciosas em 52 doentes (49%). A evolução foi satisfatória após antibioticoterapia parental e cinesiterapia respiratória em 42 doentes (39,6%).

■ **Lesão pulmonar aguda (LPA):**

A ocorrência de lesão pulmonar aguda pós-operatória foi registada em 17 doentes (17%) com uma boa evolução clínica com tratamento médico adequado e ventilação não invasiva. As causas da PAO foram a transfusão maciça e o pico hipertensivo.

■ **Enfarte do miocárdio pós-operatório :**

Registámos a ocorrência de um enfarte do miocárdio documentado durante a hospitalização num único doente submetido a cirurgia de revascularização do miocárdio concomitante com substituição valvular.

O diagnóstico foi feito com base nas alterações eléctricas do ECG e no aumento dos níveis de troponina.

A evolução da doença foi desfavorável e o doente faleceu apesar de ter sido submetido a um tratamento médico optimizado que incluía heparinoterapia em dose curativa e antiagregação plaquetária à base de aspirina e clopidogrel.

■ **Perturbações do ritmo :**

18 doentes (18%) que se encontravam em ritmo sinusal antes da operação evoluíram para fibrilhação auricular no pós-operatório. Estes doentes mantiveram uma arritmia permanente, necessitando de tratamento anticoagulante a longo prazo.

■ Perturbações da condução :

eme Sete doentes (7%) que não apresentavam problemas de condução no pré-operatório desenvolveram bloqueio atrioventricular (BAV) de 3 graus no pós-operatório. Este último foi transitório em cinco pacientes e permanente nos outros dois, necessitando do uso de um aparelho permanente.

■ Tamponamento pós-operatório :

Onze (11%) apresentaram tamponamento pós-operatório, que evoluiu bem após a evacuação, com exceção de dois doentes que faleceram.

- **Complicações neurológicas :**

Na nossa série, registámos um caso de AVC pós-operatório sem sequelas e dois casos de agitação pós-extubação. Estes eventos foram documentados em doentes sem lesões carotídeas significativas no pré-operatório e sem lesões cerebrais prévias. Todos os três doentes apresentavam estreitamento aórtico calcificado no per-operatório, pelo que a migração de êmbolos foi uma etiologia provável.

- **Infeção da parede :**

Dos 100 doentes submetidos a cirurgia, nove (9%) desenvolveram mediastinite pós-operatória, diagnosticada como instabilidade esternal com ou sem descarga purulenta da ferida cirúrgica. Destes nove doentes, cinco foram chamados à consulta por hemorragia pós-operatória e um era diabético.

A evolução foi satisfatória em 6 doentes (6%) após achatamento e refixação do esterno, e fatal nos outros 3, que entraram em choque sético.

5.2.2. Complicações relacionadas com a prótese :
- **Endocardite precoce na prótese :**

Dos 100 doentes operados, foram observados quatro casos de endocardite precoce em próteses no pós-operatório (1,9%) em dois doentes sabidamente diabéticos e em dois outros admitidos com insuficiência cardíaca, um dos quais com endocardite pré-operatória numa válvula nativa. Um doente teve uma evolução favorável com antibioterapia adequada. Os outros três doentes necessitaram de cirurgia de revisão urgente por insuficiência cardíaca refractária.

- **Trombose precoce da prótese :**

Registámos apenas um caso de trombose precoce de prótese após a interrupção do tratamento antiagregante e anticoagulante dois meses após a cirurgia. A trombose era intermitentemente obstrutiva (1%) numa prótese mitral com um trombo de 10 x 14 mm inclinado de cada lado da prótese. Clinicamente, o doente apresentava dispneia em estádio II, de agravamento progressivo, sem evidência de insuficiência cardíaca.

Antes da cirurgia, a paciente optou por uma bioprótese devido à sua história anterior de má adesão à terapia anticoagulante para fibrilação atrial. Fez a mesma opção quanto ao tipo de prótese antes de ser novamente submetida à mesma operação devido à má adesão ao tratamento. O seguimento pós-operatório foi simples.

O quadro IX resume as complicações precoces observadas na nossa série:

Tabela IX: Distribuição dos doentes de acordo com as complicações pós-operatórias (n=100):

		Percentagem de frequência
Complicações não relacionadas com a prótese :		
Complicações hemorrágicas	24	24%
Hemorragia pós-operatória	24	24 %
Reformulação para a decaillotage	16	16 %
Infeção pulmonar	**52**	**52 %**
OAP	17	17 %
IDM	1	1 %
Perturbação do ritmo	18	18 %
Distúrbio de condução	7	7 %
BAV 3º transitório	5	5%
BAV 3º permanente	2	2%
Tamponamento	11	11 %
Complicações neurológicas	3	3 %

Mediastinite	9	9 %
Complicações relacionadas com a prótese :		
Endocardite precoce	4	4 %
Trombose obstrutiva	1	1 %

OAP= edema pulmonar agudo, MI= enfarte do miocárdio

6. Acompanhamento:

Dos 100 doentes que sobreviveram ao período hospitalar, apenas 66 (66%) puderam ser contactados. As dificuldades encontradas durante o acompanhamento dos doentes deveram-se, na sua maioria, a dados de contacto em falta ou inválidos. Os doentes contactados foram verificados clínica e ecograficamente.

O tempo médio de seguimento desde a última consulta foi de 54,5 meses, com extremos de seis a 70 meses.

6.1.Curso clínico :

Verificámos que a dispneia desapareceu em 56 doentes (84,8%) e melhorou em outros oito (12,1%), passando do estádio III do NHYA para o estádio II.

Os doentes que tiveram síncope no pré-operatório não tiveram episódio sincopal após a operação. Dois pacientes (3%) que apresentaram descompensação cardíaca no pré-operatório mantiveram sinais de insuficiência cardíaca.

6.2.Evolução dos ultra-sons :

6.2.1. pacientes foram reavaliados por ecocardiografia. O tempo entre a cirurgia e a ecocardiografia variou de seis a 66 meses. Os parâmetros estudados foram :

6.2.2. O perfil protético :

O ecocardiograma revelou um bom perfil hemodinâmico para as biopróteses implantadas em 90,9% dos casos (60 pacientes revisados). Três pacientes apresentavam bioprótese estenosante à distância (4%) e outros dois apresentavam prótese com vazamento (3%).

Os três doentes com uma bioprótese estenosante tinham todos biopróteses aórticas, a N°19 em dois casos e a N°21 num caso. Uma incompatibilidade seria provável, dada a superfície efectiva relativamente pequena destas biopróteses. Estes doentes eram assintomáticos e foram acompanhados de perto com otimização da anticoagulação em caso de estenose da prótese. Nenhum destes doentes foi reestadiado durante o período de tempo do estudo. Para os doentes com uma bioprótese com fuga, a fuga era central com uma insuficiência de grau 1 a 2. Estes doentes eram assintomáticos e não foi observado qualquer agravamento durante os controlos ecográficos iterativos.

A Tabela X mostra o tipo de substituição, tamanho e marca da prótese associada a estes cinco casos de complicações protéticas.

Quadro X: Perfil protésico após exame de ultra-sons

Doente N°	Tipo de substituição	Tamanho do prótese (mm)	Marca de prótese	Perfil protética
76	Aórtica	21	Coroa (Sorin)	Estenosante
78	Aórtica	19	Coroa (Sorin)	Estenosante
83	Aórtica	19	Trifecta	Estenosante
98	Aórtica	21	Coroa (Sorin)	Fugir
105	Mitral	31	Pericarbon Mais	Fugir

6.2.3. Pressão arterial pulmonar sistólica (SPAP) :

A PAPS média do controlo foi de 32,59 ± 11,75 mmhg [20 - 80].

Foi observada uma melhoria da hipertensão arterial pulmonar (HAP) em 24 doentes (36,6%).

40 pacientes (60,6%) mantiveram as mesmas pressões pulmonares pré-operatórias e dois pioraram sua HAP.

6.2.4. Fração de ejeção (FE) :

A FE média do controlo foi de 52 ± 0,08% [35 e 70%].

6.2.5. Hipertrofia do ventrículo esquerdo (HVE) :

34 pacientes (51,5%) mantiveram a HVE no exame ultrassonográfico, enquanto 11 pacientes (16,6%) com HVE pré-operatória não a mantiveram.

6.2.6. Trombo intra-auricular :

Dos 66 doentes que realizaram ecocardiograma de seguimento, foi detectado trombo intra-atrial em seis (9%), três dos quais com próteses estenosantes.

6.3.Mortalidade tardia:

Na série estudada, apenas um óbito tardio foi relatado pela família, sem causa específica.

111. ESTUDO ESTATÍSTICO :

1. Factores preditivos de morbilidade :

Neste estudo, comparámos os dados pré, intra e pós-operatórios de 100 doentes que não tiveram alta intra-operatória, no que diz respeito à ocorrência de complicações e mortalidade.

1.1.Factores epidemiológicos :

As complicações pós-operatórias estiveram significativamente associadas ao índice de massa corporal (p=0,013). Observaram-se em todos os doentes com antecedentes de doença coronária (p=0,021), foram mais acentuadas nos doentes do sexo masculino e nos doentes com patologia reumática (OR > 1), sem associação significativa.

A Tabela XI mostra os factores epidemiológicos associados à morbilidade pós-operatória:

Tabela XI: Factores epidemiológicos associados à morbilidade pós-operatória

C	COMPLICAÇÕES (n = 84)	SEM COMPLICAÇÕES (n = 16)	p	OR [IC 95%]
Idade (anos)	71,5 [67-73]	70 [68-73,5]	0,966	-
^{2}IMC (Kg/m)	27,11 [26-28]	28,7 [27,3-30,4]	**0,013**	-
Insuficiência de peso	2 (100%)	0 (0%)	0,404	-
Normal	3 (100%)	0 (0%)	0,302	-
Excesso de peso	27 (75%)	9 (25%)	1	1 [0,221-4,521]
Obesite	4 (57,1%)	3 (42,9%)	0,238	0,375 [0,071-1,991]
Tipo				
Masculino	56 (88,9%)	7 (11,1%)	0,082	2,571 [0,867-7,625]
Feminino	28 (75,7%)	9 (24,3%)		0,389 [0,131-1,153]
Tratamento em curso	26 (83,9%)	5 (16,1%)	0,981	0,986 [0,311-3,127]
Aspérgico	21 (87,5%)	3 (12,5%)	0,592	1,444 [0,375-5,566]
Insulina	7 (77,8%)	2 (22,2%)	0,594	0,636 [0,12-3,385]
Historial médico e FRCVs	78 (83%)	16 (17%)	0,27	-
Doenças reumáticas	11 (84,6%)	2 (15,4%)	0,948	1,055 [0,211-5,285]
Diabetes	18 (75%)	6 (25%)	0,168	0,455 [0,146-1,419]
Tabaco	36 (83,7%)	7 (16,3%)	0,947	0,964 [0,328-2,834]
HTA	44 (80%)	11 (20%)	0,228	0,5 [0,16-1,564]
Dislipidemia	22 (75,9%)	7 (24,1%)	0,156	0,456 [0,152-1,372]
Doença das artérias coronárias	21 (100%)	0 (0%)	**0,021**	-
Endocardite	7 (100%)	0 (0%)	0,231	-

DPOC	5 (100%)	0 (0%)	0,317	-
AVC	2 (100%)	0 (0%)	0,533	-
IRC	5 (71,4%)	2 (28,6%)	0,347	0,443 [0,078-2,513]
Hemodiálise	4 (80%)	1 (20%)	0,802	0,75 [0,078-7,185]
Toxicodependência	1 (100%)	0 (0%)	0,661	-
Cirurgia cardíaca anterior	5 (83,3%)	1 (16,7%)	0,963	0,949 [0,103-8,714]
RVAo	1 (50%)	1 (50%)	0,121	-
RVM	3 (100%)	0 (0%)	0,273	-
CMCF	1 (100%)	0 (0%)	0,624	-

FRCV= Factores de risco cardiovascular, substituição da válvula aórtica, RVM= Substituição da válvula mitral, CMCF=Commissurotomia da válvula mitral com coração fechado

1.2.Factores pré-operacionais :

1.2.1. Dados clínicos :

Nenhum fator clínico foi associado à morbilidade pós-operatória. As complicações pós-operatórias foram mais frequentemente observadas no contexto de tratamento urgente e na presença de síncope e equivalentes (OR > 1), sem diferença significativa.

A Tabela XII ilustra os factores clínicos associados à morbilidade pós-operatória:

Quadro XII: Factores clínicos associados à morbilidade pós-operatória

	COMPLICAÇÕES (n = 84)	SEM COMPLICAÇÕES (n = 16)	p	OR [IC 95%]
Euroscore	2,25 [1,9-3,5]	2,05 [1,8-2,8]	0,421	-
Contexto de emergência	17 (85%)	3 (15%)	0,892	1,1 [0,281-4,299]
Tempo de resposta (meses)	7 [3-12]	11 [2,5-20]	0,428	-
Etiologia				
Reumático	30 (83,3%)	6 (16,7%)	0,892	0,926 [0,306-2,799]
Degenerativo	43 (81,1%)	10 (18,9%)	0,406	0,629 [0,21-1,888]
Endocardite	7 (100%)	0 (0%)	0,231	-
LibmanSacks Lúpus	1 (100%)	0 (0%)	0,661	-
Bicúspide	2 (100%)	0 (0%)	0,533	-
Doença cardíaca hipertensiva	2 (66,7%)	1 (33,3%)	0,406	0,366 [0,031-4,294]
Isquémico	2 (100%)	0 (0%)	0,533	-
Doença de Barlow	3 (100%)	0 (0%)	0,443	-
Sinais clínicos				
Dispneia	66 (82,5%)	14 (17,5%)	0,413	0,524 [0,109-2,519]
NYHA II	27 (84,4%)	5 (15,6%)	0,719	1,246 [0,376-4,13]
NYHA III	36 (83,7%)	7 (16,3%)	0,757	1,2 [0,378-3,806]
NYHA IV	3 (60%)	2 (40%)	0,209	0,286 [0,043-1,896]
Insuficiência cardíaca	19 (82,6%)	4 (17,4%)	0,836	0,877 [0,253-3,035]
Síncope e equivalentes	20 (90,9%)	2 (9,1%)	0,317	2,188 [0,458-10,45]
Dor no peito	35 (89,7%)	4 (10,3%)	0,21	2,143 [0,638-7,2]
Evento embólico	4 (100%)	0 (0%)	0,373	-
Púrpura vascular	1 (100%)	0 (0%)	0,661	-

1.2.2. Dados paraclínicos :

As complicações pós-operatórias predominaram em todos os doentes com fibrilhação auricular no ECG (p=0,005) e em todos os doentes com dilatação do ventrículo esquerdo no ecocardiograma (p=0,021).

Foram mais frequentes em doentes com silhueta mitral na radiografia de tórax, perturbações da condução e repolarização no ECG, lesões coronárias significativas na angiografia coronária, hipertrofia ventricular esquerda e insuficiência mitral na ecografia (OR > 1).

Todas as lesões valvulares associadas encontradas na ecografia (vegetações, abcessos, trombos) foram acompanhadas de complicações pós-operatórias. Os dados paraclínicos estão resumidos no Quadro XIII:

Tabela XIII: Factores paraclínicos associados à morbilidade pós-operatória

	COMPLICAÇÕES (n = 84)	SEM COMPLICAÇÕES (n = 16)	p	OR [IC 95%]
Radiografia do tórax				
Cardiomegalia	39 (84,8%)	7 (15,2%)	0,844	1,114 [0,38-3,271]
Sobrecarga hilar	16 (80%)	4 (20%)	0,585	0,706 [0,201-2,478]
Silhueta mitral	7 (87,5%)	1 (12,5%)	0,778	1,364 [0,156-11,908]
ECG				
FA	27 (100%)	0 (0%)	**0,005**	-
Distúrbio de condução	10 (90,9%)	1 (9,1%)	0,508	2,027 [0,241-17,044]
Perturbação da repolarização	16 (88,9%)	2 (11,1%)	0,532	1,647 [0,34-7,985]
Angiografia coronária				
Lesão significativa	18 (94,7%)	1 (5,3%)	0,156	4,091 [0,506-33,083]
Bypass associado	9 (100%)	0 (0%)	0,17	-
EDTSA				
Lesão significativa	4 (100%)	0 (0%)	0,373	-
Ultrassom				
Parâmetros gerais	4 (100%)	0 (0%)	0,373	-
EF (%)	60 [55-65]	60 [60-65]	0,328	-
PAPS (mmHg)	32 [27-42]	32 [30-36]	0,694	-
HVG	58 (84,1%)	11 (15,9%)	0,981	1,014 [0,32-3,215]
Dilatação do VE	21 (100%)	0 (0%)	**0,021**	-
Dilatação da VD	9 (100%)	0 (0%)	0,17	-
Válvula aórtica				
Diâmetro inicial da Ao (mm)	31,5 [29-34]	30 [26,5-32,5]	0,366	-
^{2}SAo (cm)	0,8 [0,6-0,9]	0,7 [0,6-0,9]	0,839	-
Ao encolhimento	62 (82,7%)	13 (17,3%)	0,529	0,65 [0,169-2,499]
Gdt médio LV-Ao (mmHg)	49,5 [40-61]	48 [45-59]	0,707	-
Insuficiência de Ao	28 (82,4%)	6 (17,6%)	0,747	0,833 [0,275-2,526]
Válvula mitral				
Inserção de prótese	1 (100%)	0 (0%)	0,661	-
Estreitamento mitral	4 (80%)	1 (20%)	0,802	0,75 [0,078-7,185]
Insuficiência mitral	15 (88,2%)	2 (11,8%)	0,601	1,522 [0,312-7,413]
Prolapso mitral	7 (77,8%)	2 (22,2%)	0,594	0,636 [0,12-3,385]
Lesões valvulares associadas				
Vegetações	8 (100%)	0 (0%)	0,198	-
Abces	4 (100%)	0 (0%)	0,373	-
Trombo	6 (100%)	0 (0%)	0,27	-

FA= Fibrilhação auricular, FE= Fração de ejeção, PAPS= Pressão sistólica da artéria pulmonar, HVE= Hipertrofia ventricular esquerda, VE= Ventrículo esquerdo, VD= Ventrículo direito, Ao= Aorta, SAo= Superfície aórtica, Gdt= Gradiente médio LV-Ao.

1.3.Factores intra-operatórios :

Estudámos os diferentes parâmetros recolhidos de acordo com a ocorrência de complicações pós-operatórias (Tabela XIV). Estas foram significativamente mais frequentes quando foram necessárias doses elevadas de catecolaminas (96,8% vs 77,4%; p=0,026; OR=8,78).

Verificámos que a administração de catecolaminas no intra-operatório, a utilização de uma miniesternotomia como abordagem e as substituições das válvulas mitral e tricúspide foram mais incriminadas na ocorrência de complicações pós-operatórias (OR > 1).

Uma duração mediana mais longa da cirurgia de bypass e da clampagem da aorta foi mais associada à ocorrência de complicações pós-operatórias.

Quadro XIV: Factores de gestão intra-operatória associados a morbilidade pós-operatória

	COMPLICAÇÕES (n = 84)	NÃO COMPLICAÇÕES (n = 16)	p	OR [IC 95%]
Tempo de fixação (min)	69 [51-94,5]	60 [47-74]	0,158	-
Tempo de CEC (min)	94,5 [74,5-125,5]	78,5 [72,5-92]	0,055	-
Catecolaminas (intra-operatório)	71 (84,5%)	13 (15,5%)	0,743	1,26 [0,315-5,048]
Dose baixa	41 (77,4%)	12 (22,6%)	**0,026**	0,114 [0,014-0,924]
Dose elevada	30 (96,8%)	1 (3,2%)	**0,026**	8,78 [1,082-71,248]
Abordagem				
Esternotomia vertical mediana	71 (83,5%)	14 (16,5%)	0,76	0,78 [0,158-3,846]
Miniesternotomia	13 (86,7%)	2 (13,3%)	0,76	1,282 [0,26-6,318]
Tipo de RV				
RVM	22 (91,7%)	2 (8,3%)	0,24	2,484 [0,522-11,813]
RVAo	68 (82,9%)	14 (17,1%)	0,532	0,607 [0,125-2,943]
RVT	6 (85,7%)	1 (14,3%)	0,889	1,169 [0,131-10,424]

CEC= Circulação extracorporal, RV= Substituição da válvula, RVM= Substituição da válvula mitral, RVAo= Substituição da válvula aórtica, RVT= Substituição da válvula tricúspide.

2. Preditores de mortalidade :

Estudaremos a taxa de mortalidade de 93 doentes (87,7%), repartida da seguinte forma:

2.1. 6 doentes apresentaram decomposição no per-operatório e no pós-operatório imediato.

2.2. 21 doentes morreram durante os primeiros 30 dias após a operação.

2.3. 66 pacientes acompanhados um ano após a cirurgia

Apenas um caso de morte prolongada foi comunicado pela família e não foi explicado, dando uma taxa de mortalidade bruta de 34,6% (n=28). A figura 17 resume o aspeto evolutivo da população estudada.

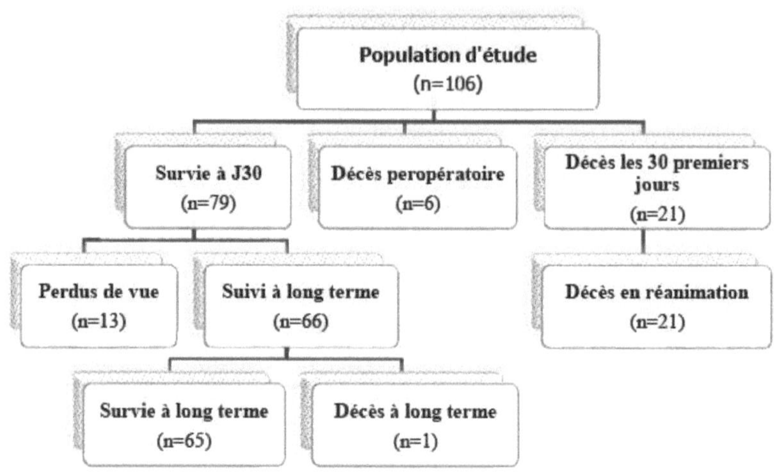

Figura 17: Evolução da população estudada

2.4.Factores epidemiológicos :

A mortalidade foi significativamente maior nos doentes com excesso de peso (p= 0,07; OR = 16,7) e nos doentes do sexo feminino (50% vs 26,4%; p= 0,034; OR = 2,78) (Tabela XV).

Quadro XV: Factores epidemiológicos associados à mortalidade

	Mortes (n = 28)	Sobrevivência (n = 53)	P	OU	IC 95%
Idade (anos)	72 [69,5-74]	72 [69,5-74]	0,446	-	-
^{2}IMC (Kg/m)	27,7 [26,1-29,2]	27,7 [26,1-29,2]	0,589	-	-
Insuficiência de peso	0 (0%)	0 (0%)	0,171	-	-
Normal	0 (0%)	0 (0%)	0,088	-	-
Excesso de peso	13 (65%)	13 (65%)	**0,007**	16,714	1,742-160,35
Obesite	1 (20%)	1 (20%)	0,19	-	-
Tipo					
Masculino	14 (26,4%)	14 (26,4%)	**0,034**	0,359	0,137-0,938
Feminino	14 (50%)	14 (50%)	**0,034**	2,786	1,067-7,276
Tratamento em curso	13 (44,8%)	13 (44,8%)	0,147	-	-
Aspérgico	9 (40,9%)	9 (40,9%)	0,464	-	-
Insulina	4 (44,4%)	4 (44,4%)	0,509	-	-
Historial médico e FRCVs	27 (35,5%)	27 (35,5%)	0,479	-	-
Doenças reumáticas	3 (33,3%)	3 (33,3%)	0,934	-	-
Diabetes	6 (30%)	6 (30%)	0,621	-	-
Tabaco	13 (35,1%)	13 (35,1%)	0,922	-	-
HTA	17 (37%)	17 (37%)	0,604	-	-
Dislipidemia	7 (29,2%)	7 (29,2%)	0,507	-	-
Doença das artérias coronárias	10 (50%)	10 (50%)	0,094	-	-
Endocardite	4 (57,1%)	4 (57,1%)	0,189	-	-
DPOC	2 (50%)	2 (50%)	0,506	-	-
AVC	0 (0%)	0 (0%)	0,298	-	-
IRC	1 (16,7%)	1 (16,7%)	0,338	-	-

Hemodiálise	0 (0%)	0 (0%)	0,093	-	-
Toxicodependência	1 (100%)	1 (100%)	0,166	-	-
Antecedentes de cirurgia cardíaca	4 (66,7%)	4 (66,7%)	0,086	-	-
RVAo	1 (50%)	1 (50%)	0,54	-	-
RVM	2 (66,7%)	2 (66,7%)	1	-	-
CMCF	2 (100%)	2 (100%)	0,221	-	-

IMC=Índice de Massa Corporal, FRCV=Factores de Risco Cardiovascular, DRC=Doença Renal Crónica, RVA=Substituição da Válvula Aórtica, RVM=Substituição da Válvula Mitral, CVF=Comissurotomia Mitral de Coração Firme.

2.5.Factores pré-operacionais :

2.5.1. Dados clínicos :

A mortalidade foi significativamente mais elevada nos procedimentos efectuados em contexto de urgência (p= 0,011; OR= 3,66) (Quadro XVI).

Quadro XVI: Factores clínicos associados à mortalidade

	Mortes (n = 28)	Sobrevivência (n = 53)	p	OU	IC 95%
Euroscore	2,03 [1,6-2,8]	2,3 [1,9-3,5]	0,151	-	-
Contexto de emergência	12 (57,1%)	9 (42,9%)	**0,011**	3,667	1,301-10,338
Tempo de resposta (meses)	3,5 [2-7,5]	8 [5-12]	**0,016**	-	-
Etiologia					
Reumático	6 (23,1%)	20 (76,9%)	0,135	-	-
Degenerativo	17 (37%)	29 (63%)	0,604	-	-
Endocardite	4 (57,1%)	3 (42,9%)	0,189	-	-
Libman saca o lúpus	0 (0%)	1 (100%)	0,465	-	-
Bicúspide	1 (100%)	0 (0%)	0,166	-	-
Doença cardíaca hipertensiva	1 (100%)	0 (0%)	0,166	-	-
Isquémico	2 (100%)	0 (0%)	0,117	-	-
Doença de Barlow	1 (50%)	1 (50%)	0,642	-	-
Sinais clínicos					
Dispneia	25 (37,9%)	41 (62,1%)	0,189	-	-
NYHA II	13 (48,1%)	14 (51,9%)	0,152	-	-
NYHA III	11 (31,4%)	24 (68,6%)	0,251	-	-
NYHA IV	1 (25%)	3 (75%)	1	-	-
Insuficiência cardíaca	8 (36,4%)	14 (63,6%)	0,836	-	-
Síncope e equivalentes	9 (40,9%)	13 (59,1%)	0,464	-	-
Dor no peito	11 (36,7%)	19 (63,3%)	0,761	-	-
Evento embólico	2 (50%)	2 (50%)	0,506	-	-
Púrpura vascular	1 (100%)	0 (0%)	0,166	-	-

2.5.2. Dados paraclínicos :

A mortalidade foi significativamente menor nos pacientes com insuficiência aórtica (p= 0,041; OR= 0,298) (Tabela XVII).

Quadro XVII: Factores paraclínicos associados à mortalidade

	Mortes (n = 28)	Sobrevivência (n = 53)	P	OU	IC 95%
Radiografia do tórax					
Cardiomegalia	12 (32,4%)	25 (67,6%)	0,711	-	-

	Mortes	Sobrevivência	p	OU	IC 95%
Sobrecarga hilar	9 (52,9%)	8 (47,1%)	0,073	-	-
Contorno duplo	4 (57,1%)	3 (42,9%)	0,189	-	-
ECG					
FA	7 (31,8%)	15 (68,2%)	0,751	-	-
Distúrbio de condução	6 (54,5%)	5 (45,5%)	0,134	-	-
Perturbação da repolarização	8 (53,3%)	7 (46,7%)	0,09	-	-
Angiografia coronária					
Lesão significativa	10 (52,6%)	9 (47,4%)	0,058	-	-
Bypass associado	5 (50%)	5 (50%)	0,273	-	-
EDTSA					
Lesão significativa	0 (0%)	4 (100%)	0,136	-	-
Ultrassom					
Parâmetros gerais					
EF (%)	61,5 [60-65]	60 [55-65]	0,245	-	-
PAPS (mmHg)	31,5 [28-50]	30 [25-35,5]	0,072	-	-
HVG	21 (36,8%)	36 (63,2%)	0,507	-	-
Dilatação do VE	7 (41,2%)	10 (58,8%)	0,519	-	-
Dilatação da VD	5 (55,6%)	4 (44,4%)	0,16	-	-
Válvula aórtica					
Diâmetro inicial da Ao (mm)	32 [25-33]	30 [29-32]	0,838	-	-
^{2}SAo (cm)	0,84 [0,5-0,9]	0,7 [0,6-0,9]	0,979	-	-
Ao encolhimento	18 (29,5%)	43 (70,5%)	0,094	-	-
Gdt médio LV-Ao (mmHg)	52,5 [40-68]	47 [42-55]	0,202	-	-
Insuficiência de Ao	4 (17,4%)	19 (82,6%)	**0,041**	0,298	0,09-0,988
Válvula mitral					
Inserção da prótese	1 (100%)	0 (0%)	0,166	-	-
Estreitamento mitral	3 (60%)	2 (40%)	0,217	-	-
Insuficiência mitral	6 (46,2%)	7 (53,8%)	0,338	-	-
Prolapso mitral	4 (57,1%)	3 (42,9%)	0,189	-	-
Lesões valvulares associadas					
Vegetações	5 (62,5%)	3 (37,5%)	0,08	-	-
Abces	2 (66,7%)	1 (33,3%)	0,234	-	-
Trombo	3 (50%)	3 (50%)	0,409	-	-

FA= Fibrilhação auricular, FE= Fração de ejeção, PAPS= Pressão sistólica da artéria pulmonar, HVE= Hipertrofia ventricular esquerda, VE= Ventrículo esquerdo, VD= Ventrículo direito, Ao= Aorta, SAo= Superfície aórtica, Gdt= Gradiente médio LV-Ao.

2.6. Factores intra-operatórios :

A mortalidade foi significativamente associada à introdução de fármacos vasoactivos no intra-operatório (p= 0,007). Os doentes que tiveram dificuldade em ser retirados da circulação extracorporal com doses elevadas de catecolaminas tiveram a mortalidade mais elevada (p<0,001; OR=7,97).

Verificámos que os doentes submetidos a substituição valvular aórtica tiveram menor mortalidade do que os submetidos a substituição valvular mitral, com uma diferença estatisticamente significativa (p = 0,018; OR = 0,274). A Tabela XVIII resume os factores per-operatórios associados à mortalidade:

Quadro XVIII: Factores per-operatórios associados à mortalidade

	Mortes (n = 28)	Sobrevivência (n = 53)	p	OU	IC 95%
Tempo de fixação (min)	67,5 [46-92,5]	62 [49-79]	0,891	-	-
Tempo de CEC (min)	90 [65-152,5]	86 [72-104]	0,644	-	-

Catecolaminas (intra-operatório)	25 (37,9%)	41 (62,1%)	**0,007**	-	-
Dose baixa	7 (18,4%)	31 (81,6%)	**<0,001**	0,125	0,041-0,387
Dose elevada	18 (64,3%)	10 (35,7%)	**<0,001**	7,971	2,583-24,604
Abordagem					
Esternotomia vertical mediana	28 (41,8%)	39 (58,2%)	**0,002**		
Miniesternotomia	0 (0%)	14 (100%)	**0,002**		
Tipo de RV					
RVM	10 (52,6%)	9 (47,4%)	0, 058--		
RVAo	18 (28,1%)	46 (71,9%)	**0,018**	0,2740	,09-0,83
RVT	3 (50%)	3 (50%)	0,409		

CEC= Circulação extracorporal, RV= Substituição da válvula, RVM= Substituição da válvula mitral, RVAo= Substituição da válvula aórtica, RVT= Substituição da válvula tricúspide.

2.7. Factores relacionados com a gestão pós-operatória

O tempo de permanência nos cuidados intensivos e o tempo de internamento foram maiores nos doentes falecidos, sem associação significativa (Quadro XIX).

Quadro XIX: Mortalidade em função do tempo de permanência nos cuidados intensivos e do tempo de hospitalização

	Óbitos (n=28)	Sobrevivência (n=53)	p
Duração do internamento nos cuidados intensivos (dias)	8 [5-11]	3 [2-5]	0.73
Duração da estadia	15 [12-34]	12 [8-18]	0.269

A mortalidade esteve significativamente associada à ocorrência de tamponamento como complicação pós-operatória imediata (66,7%; p=0,016; OR=6,25). A pneumonite infecciosa esteve associada a uma mortalidade de 34,4%, sem associação significativa (Tabela XX).

Tabela XX: Factores pós-operatórios associados à mortalidade

	Óbitos (n=28)	Sobrevivência (n=53)	P	OU	IC 95%
Complicações cardíacas					
ACFA	4 (15.4%)	22 (84,6%)	0.053		
BAV	2 (28.6%)	5 (71.4%)		1	
Pico hipertensivo	3 (13.6%)	19 (86.4%)	0.054		
Endocardite	3 (75%)	1 (25%)	0.203		
Trombose da válvula	0 (0%)	1 (100%)		1	
IDM	*1 (100%)*	0 (0%)	0.293		
Tamponamento	6 (66.7%)	3 (33.3%)	**0.016**		**6.21.4-27.895**
Pulmonar					
Infeção pulmonar	10 (24.4%)	34 (65.6%)	0.302		
OAP	4 (26.7%)	11 (73.3%)		1	
Neurológico (AVC)	1 (50%)	1 (50%)	0.503		
Mediastinite	3 (33.3%)	6 (66.7%)	0.716		

3. ESTUDO ANALÍTICO MULTIVARIADO :

Os factores independentes de morbilidade e mortalidade pós-operatória foram identificados ajustando os resultados para doentes com mais de 70 anos, antecedentes médicos e cirurgia coronária associada, bem como o contexto de emergência da operação.
procedimento cirúrgico.

3.1. Factores independentes associados à morbilidade :

O uso de catecolaminas foi o único fator independente para a morbilidade pós-operatória no nosso estudo (p = 0,043; 11,76) (Tabela XXI).

Quadro XXI: Factores independentes associados à morbilidade

	n (%)	P	OU	IC 95%
FA	27 (100%)	-	-	-
Lesões coronárias significativas	18 (94,7%)	0,161	4,681	0,54-40,57
Derivações associadas	9 (100%)	-	-	-
Dilatação do VE	21 (100%)	-	-	-
Dilatação VD	9 (100%)	-	-	-
Vegetações	8 (100%)	-	-	-
Dose baixa	41 (77,4%)	**0,043**	0,085	0,008-0,926
Dose elevada	30 (96,8%)	**0,043**	11,764	1,08-128,12

FA= Fibrilhação auricular, VE= Ventrículo esquerdo, VD= Ventrículo direito

3.2. Factores independentes associados à mortalidade :

Num estudo multivariado, os factores preditivos de mortalidade foram a administração de catecolaminas em altas doses, com um p de 0,001 e um OR de 10,76, e as complicações pulmonares, com um p de 0,042 e um OR de 85,8.

A Tabela XXII apresenta os factores independentes associados à mortalidade:

Quadro XXII: Factores independentes associados à mortalidade

	n (%)	p	OU	IC 95%
Causas				
Reumático	6 (23,1%)	0,094	0,316	0,082-1,216
Endocardite	4 (57,1%)	0,122	7,513	0,584-96,592
Bicúspide	1 (100%)	-		--
Doença cardíaca hipertensiva	1 (100%)	-		--
Isquémico	2 (100%)	-		--
Sinais clínicos				
Dispneia	25 (37,9%)	0,526	1,67	0,342-8,16
Púrpura vascular	1 (100%)	-	-	-
Radiografia do tórax				
Sobrecarga hilar	9 (52,9%)	0,294	2,001	0,548-7,306
Contorno duplo	4 (57,1%)	0,09	6,437	0,746-55,575
ECG				
Distúrbio de condução	6 (54,5%)	0,125	3,209	0,722-14,258
Perturbação da repolarização	8 (53,3%)	0,593	1,464	0,363-5,907
Angiografia coronária				
Lesão significativa	10 (52,6%)	0,187	2,319	0,664-8,092
Ecocardiografia				
Dilatação VD	5 (55,6%)	0,072	6,233	0,847-45,86
Estreitamento da aorta	18 (29,5%)	0,388	0,579	0,168-1,998
Insuficiência aórtica	4 (17,4%)	0,357	0,542	0,147-1,995
Inserção de prótese mitral	1 (100%)	-	-	■
Prolapso mitral	4 (57,1%)	0,241	2,988	0,479-18,652
Vegetações	5 (62,5%)	0,111	7,734	0,624-95,837
Gestão operativa				
Catecolaminas	25 (37,9%)	-		--
Dose baixa	7 (18,4%)	**0,001**	0,093	0,021-0,401

Dose elevada	18 (64,3%)	**0,001**	10,765	2,491-46,519
Abordagem				
Esternotomia vertical mediana	28 (41,8%)	-		--
Miniesternotomia	0 (0%)	-		--
Tipo de RV				
RVM	10 (52,6%)	0,42	1,706	0,465-6,258
RVAo	18 (28,1%)	0,137	0,37	0,1-1,371
Complicações pós-operatórias				
ACFA	4 (15,4%)	0.209		
Pico hipertensivo	3 (13,6%)	0.112		
Tamponamento	6 (66,7%)	0.703		
Complicações pulmonares	10 (22,2%)	**0.042**	85.8	
Complicações hemorrágicas	9 (42,9%)	0.427		
Endocardite	3 (75%)	0.231		

RV= Ventrículo direito, RVM= Substituição da válvula mitral, RVAo= Substituição da válvula aórtica.

5 DISCUSSÃO

I.   **RESUMO DOS PRINCIPAIS RESULTADOS :**

Realizámos um estudo retrospetivo multicêntrico de setembro de 2017 a dezembro de 2021 que envolveu 106 doentes submetidos a substituição valvular com uma bioprótese em qualquer posição, nos departamentos de cirurgia cardiovascular do Hospital Universitário Abderrahman Mami em Ariana, do Hospital Habib Bourguiba em Sfax e do principal hospital de treino militar em Tunes.

A idade média dos doentes incluídos no estudo era de 68 anos, com uma percentagem estimada de 9% com idades compreendidas entre os 17 e os 45 anos.

A valvulopatia degenerativa predominou em 55 doentes (51,90%), seguida da patologia reumática em 39 doentes (36,8%) e da endocardite infecciosa em 8 doentes (7,5%).

A doença valvar aórtica foi predominante em 85 pacientes (80,1%). A doença valvar mitral foi observada em 22 casos (20,7%). O envolvimento tricúspide foi descrito em 10 pacientes (9,4%).

Foram encontradas lesões coronárias significativas em 21 doentes, dos quais 11 foram submetidos a cirurgia de bypass coronário concomitante com a cirurgia valvular (10,4%).

23 doentes foram submetidos a cirurgia de urgência (21,7%). As circunstâncias que justificaram a cirurgia de urgência foram múltiplas e geralmente relacionadas com uma complicação.

A duração média da cirurgia de bypass foi de 100,83 ± 33 minutos [34 min - 180 min] e a duração média do pinçamento aórtico foi de 74,94 ± 41,45 minutos [27 min - 180 min].

Dos 106 pacientes operados, foram registados seis óbitos per-operatórios (5,6%).

O tempo médio de permanência nos cuidados intensivos foi de 5 ± 6 dias [1-58]. O tempo total de internamento hospitalar foi de 12 ± 11 dias [2-55].

Dos 100 doentes operados, 24 desenvolveram hemorragia pós-operatória, 16 dos quais (16%) necessitaram de repetir a cirurgia para verificar a hemostase.

eme18 doentes (18%) que estavam em ritmo sinusal antes da operação entraram em fibrilhação auricular no pós-operatório, e sete doentes (7%) que não tinham problemas de condução no pré-operatório desenvolveram bloqueio atrioventricular (BAV) 3 no pós-operatório. emeDois doentes foram equipados com dispositivos para o bloqueio auricular de 3 graus definitivo, enquanto os distúrbios de condução regrediram nos outros cinco.

Registámos 54% de pneumonite infecciosa, 17% de lesão pulmonar aguda, 11% de tamponamento pós-operatório, 1% de enfarte do miocárdio e 9% de mediastinite.

Dos 100 doentes operados, foram observados quatro casos de endocardite precoce no pós-operatório (4%), incluindo um doente com endocardite pré-operatória de uma válvula nativa. Apenas um caso de trombose precoce de prótese mitral, intermitentemente obstrutiva, foi relatado, após interrupção do tratamento antiagregante e anticoagulante dois meses após a cirurgia.

Durante o período pós-operatório, ocorreram 21 mortes precoces, representando uma taxa de mortalidade pós-operatória de 19,8%, elevando o número total de mortes para 27 pacientes e uma taxa de mortalidade hospitalar de 25,4%.

As causas de morte pós-operatória foram choque sético relacionado com pneumonite infecciosa em 10 casos (9,4%), endocardite infecciosa em 3 casos (3%), enfarte do miocárdio num doente, tamponamento pós-operatório em 6 doentes (5%) e choque cardiogénico num doente (1%).

Os seguintes factores foram preditivos de mortalidade: administração de catecolaminas (p = 0,042, OR = 85,8), complicações pulmonares (p = 0,042, OR = 85,8), cirurgia valvular realizada em contexto de urgência (p = 0,011, OR = 3,66), tempo operatório prolongado (p = 0,016) e tamponamento (p = 0,016, OR = 6,2).

O tempo médio de seguimento desde a última consulta foi de 54,5 meses. Verificámos que a dispneia desapareceu em 56 doentes (84,8%) e melhorou em outros oito (12,1%), passando do estádio III do NHYA para o estádio II.

O ecocardiograma de seguimento revelou um bom perfil hemodinâmico das biopróteses implantadas em 90,9% dos casos. Três pacientes apresentaram bioprótese estenosada (5%) e outros dois apresentaram prótese com vazamento (3%).

Apenas uma morte tardia foi comunicada pela família, sem causa definida.

II. PONTOS FORTES E LIMITAÇÕES DO NOSSO ESTUDO :

O nosso estudo é um estudo multicêntrico, realizado em três centros na Tunísia, limitando assim o viés de seleção. É a maior série tunisina em termos do número de pacientes que foram submetidos a substituição valvular com uma bioprótese.

Existem poucos estudos no mundo, e nenhum na Tunísia, que tenham abordado a implantação de próteses biológicas em pacientes com menos de 65 anos de idade. Apesar de o nosso estudo ter sido realizado antes da revisão das recomendações ESC/EACTS 2021 [4], em que a idade era o fator determinante para a escolha da prótese, dez dos nossos doentes (9%), com idades compreendidas entre os 17 e os 45 anos, optaram pelo implante de uma bioprótese por má adesão à terapêutica ou por razões profissionais.

O nosso estudo evidenciou o baixo risco de complicações a curto e médio prazo com as próteses biológicas, bem como a sua superior tolerabilidade em caso de complicações, neste caso a obstrução da prótese, ao contrário das próteses mecânicas, em que não é tolerável qualquer atraso no diagnóstico e tratamento.

O nosso estudo tem várias limitações que devem ser tidas em conta. A natureza retrospetiva deste estudo e o pequeno número de doentes em comparação com séries mundiais é uma das suas limitações e conduz inevitavelmente a uma falta de poder.

Existe um viés de seleção, com alguns centros a preferirem colocar biopróteses apenas em doentes idosos.

Por outro lado, o número relativamente elevado de doentes que perderam o seguimento constituiu um obstáculo à análise do seguimento dos nossos doentes através do calibre de Kaplan Meier.

Por último, o conceito de implantação de biopróteses cardíacas em doentes com idade inferior a 65 anos foi introduzido tardiamente no nosso país, em comparação com o Ocidente. Por conseguinte, um seguimento de cinco anos não nos permite estudar a evolução a longo prazo das biopróteses na população jovem, o que constitui outra limitação do estudo.

III. PONTOS FORTES E LIMITAÇÕES DAS PRINCIPAIS CONCLUSÕES DA LITERATURA :

Embora tenha havido uma mudança significativa na prática cirúrgica valvar nas últimas décadas na escolha do tipo de prótese, poucos estudos foram identificados na literatura abordando de forma independente o tema das biopróteses. A maioria desses estudos tende a ser comparativa com próteses mecânicas, e entre dois grupos não comparáveis, com pacientes mais idosos e de maior risco operatório no grupo das próteses biológicas.

Dada a natureza recente das recomendações ESC/EACTS 2021 [4] (Anexo 2), que têm em conta os desejos de um doente bem informado ao selecionar uma prótese de primeira linha, é evidente que existem atualmente poucos estudos disponíveis sobre biopróteses em indivíduos com menos de 65 anos.

Na ausência de ensaios conclusivos comparando as novas gerações de biopróteses com os modelos antigos, as recomendações da ESC 2021 concluíram que havia apenas um nível de evidência C para a escolha do tipo de prótese. No entanto, com o desenvolvimento considerável de novas biopróteses, a evidência na literatura sugere uma durabilidade superior com menor morbilidade e mortalidade [4].

IV. ANTECEDENTES TEÓRICOS :

1. HISTÓRIA :

As primeiras substituições de válvulas cardíacas foram efectuadas na década de 1960, tendo os substitutos valvulares evoluído constantemente. Muitas próteses foram inventadas desde 1952 até aos dias de hoje (tabela XXIII). O principal desafio era ter uma prótese que fosse hemodinamicamente perfeita, com um risco mínimo de complicações e fácil de implantar cirurgicamente.

A válvula ideal que não seja obstrutiva, contínua, não degenere, não trombe, não altere os constituintes do sangue, seja fácil de implantar e bem tolerada pelo paciente ainda não existe; entretanto, muitos tipos de válvulas estão cada vez mais próximos de atingir estes objetivos. Desde o implante das primeiras válvulas cardíacas, houve um progresso considerável, com uma melhora paralela nos perfis hemodinâmicos [9].

As primeiras próteses mecânicas tinham bolas no seu interior. ^{eme}A segunda geração de próteses utilizava discos. Estas duas gerações foram abandonadas e é a nova geração de próteses mecânicas que está atualmente em uso: a chamada prótese de dupla barbatana [3].

Quadro XXIII: Evolução das próteses mecânicas ao longo do tempo

1952	1965	Fim de 1960s	1969 1971 1982	1977	Fim de OS ANOS 70
Válvula do Dr. HUFNAGEL [10]	A válvula de esfera do Dr. STARR [11].	Válvula de disco Beall [12]	Válvula de disco giratório Bjork Shiley [13]	Válvula de asa dupla St Jude [14].	Válvula de asa dupla Carbomedics [15].
Rapidamente abandonado	Abandonado	Abandonado	Abandonado	Mais utilizados atualmente	Sempre utilizado

As próteses biológicas começaram a aparecer a par dos implantes com próteses mecânicas. No início da década de 60, iniciou-se a experimentação com válvulas cardíacas biológicas, devido às complicações trombo-embólicas pós-operatórias observadas com as próteses mecânicas. Donald Ross utilizou homoenxertos aórticos em 1962, seguido por Barrat Boyes [16]. Posteriormente, Jean-Paul Binet e Alain Carpentier, desejando a todo custo evitar que o paciente tivesse que tomar anticoagulantes por toda a vida, introduziram uma bioprótese de origem animal. Em 1965, implantaram os primeiros heteroenxertos aórticos de porco tratados com uma solução de mercúrio [17].

Em 1968, Alain Carpentier melhorou o acondicionamento destas válvulas, utilizando o glutaraldeído para assegurar uma melhor preservação dos tecidos e reduzir o risco de reacções imunológicas, que levavam a uma deterioração muito precoce dos tecidos [18]. O resultado foi uma prótese biologicamente inerte e com menor destruição tecidual.

38

Nos anos seguintes, decidiu montar heteroenxertos porcinos numa estrutura para facilitar a implantação, dando-lhes o nome de bioprótese. Esta tornou-se a prótese biológica mais utilizada no mundo, com o único inconveniente de ter uma vida útil limitada [19]. Entretanto, com a contínua inovação tecnológica, a durabilidade das bioproteses tem se tornado cada vez maior e os pacientes, que deveriam ser reoperados a cada 8 ou 10 anos, podem viver com elas por 25 anos ou mais.

Em 1981, foram comercializadas as primeiras bioproteses de pericárdio bovino [20].

Desde então, numerosos avanços permitiram melhorar a flexibilidade da estrutura, otimizar a preservação dos tecidos, reduzir a tensão sobre as cúspides e diminuir a espessura dos colares. Tratamentos anticalcários cada vez mais sofisticados melhoraram a durabilidade das bioproteses [21].

A sua utilização só aumentou na última década, ultrapassando largamente a da mecânica, graças ao desenvolvimento significativo das bioproteses, que se degeneram menos rapidamente e se tornam cada vez mais fiáveis.

2. SUBSTITUTOS DE VÁLVULAS:

Existem dois tipos de próteses de válvulas cardíacas: as chamadas próteses mecânicas e as próteses biológicas. Estas são válvulas artificiais constituídas por uma estrutura metálica, que pode ou não ter um rebordo de sutura, no interior da qual existem elementos móveis. Consoante o tipo de válvula, mecânica ou biológica, estes elementos móveis podem ser metálicos ou baseados em material biológico.

2.1. Tipos de próteses biológicas :

Existem três tipos de próteses biológicas:

2.1.1. Auto-enxerto :

Consiste na retirada de uma válvula do próprio coração do paciente e sua recolocação em outra posição. Apenas uma técnica é comumente utilizada: a técnica de Ross (desenvolvida por Donald Ross em 1967) [16]. Consiste em retirar a valva e a artéria pulmonar e colocá-las em posição aórtica. Na mesma época, Ross propôs o procedimento de Ross mitral ou Ross II, permitindo a substituição da valva mitral pela valva pulmonar do próprio paciente [22].

2.1.2. Homoenxertos:

Homoenxertos são válvulas cardíacas criopreservadas de doadores humanos. Eles têm hemodinâmica perfeita e degeneram lentamente [23]. No entanto, são muito menos utilizados devido à sua disponibilidade limitada.

2.1.3. Heteroenxertos ou bioproteses :

São as mais utilizadas. O componente principal da prótese pode ser de origem suína, bovina ou equina. São conservadas com glutaraldeído, o que preserva a sua estrutura. Existem três tipos de heteroenxertos:

A. Bioproteses com stent:

Representam a maioria dos substitutos da válvula aórtica. O pericárdio utilizado pode ser de origem bovina ou suína. As diferentes bioproteses com reforço estão ilustradas na tabela XXIV.

Quadro XXIV: Bioproteses reforçadas ou com stent

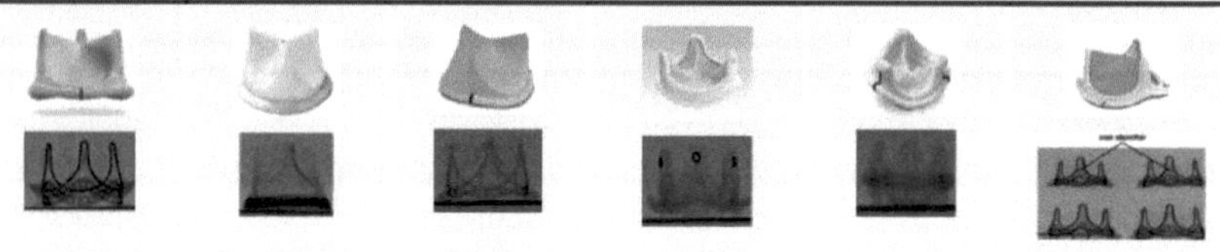

Prótese PERIMOUNT (Edwards)	Prótese MITROFLOW [24]	Prótese TRIFECTA [25]	Prótese HANCOCK [26]	Prótese EPIC/ EPIC SUPRA [27]	Prótese INSPIRIS [28]
ý 3 cúspides independentes em pericárdio bovino ý Armação metálica	ý Uma única peça de pericárdio bovino ý Suporte flexível	ý Uma peça única de pericárdio bovino ý Stent de titânio	ý 3 cúspides de pericárdio porcino ý stent de polímero	ý 3 cúspides de pericárdio porcino ý stent de polímero	ý Stent de prótese visível para facilitar a entrega ý Folhetos internos e curtos ý Estrutura flexível (capacidade de extensão)
ý **Excelente**	ý Prótese	Deterioração	ý Pode ser	Implantação	Concebida

durabilidade da última geração [29].	pequena ý Deterioração acelerada [30] ý Já não é comercializada	acelerada [31].	implantado numa posição supra-anular ý Resultados satisfatórios a longo prazo [26].	supra-anular (colarinho modificado) [27].	para uma futura **válvula em válvula** [28].

B. Bioproteses sem stent:

Permitem a implantação de anéis protésicos maiores (quadro XXV).

No entanto, a implantação é difícil no caso de anéis calcificados ou de muito pequeno calibre.

Quadro XXV: Bioproteses sem stent

		Pericárdio bovino	■ Implantação supra-anular ■ A prótese Stentless mais comummente utilizada [32].
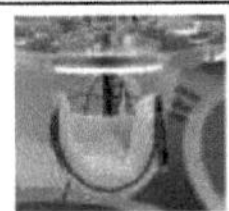	Prótese FREEDOM SOLO [32]		
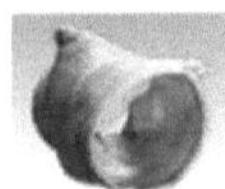	Prótese FREESTYLE [33]	■ Raiz aórtica porcina explorada ■ Pedaço de Dacron para reforçar o sigmoide muscular	Resultados comparáveis a outras próteses de stent [33].

C. Bioproteses sem sutura:

Estas próteses têm uma conceção intermédia entre as próteses convencionais e as próteses percutâneas (quadro XXVI). São implantadas numa posição intra-anular sob controlo visual direto com 2/3 de suturas ou nenhuma. Por conseguinte, oferecem a possibilidade de uma abordagem minimamente invasiva e de um tempo de fixação curto.

Quadro XXVI: Bioproteses sem sutura

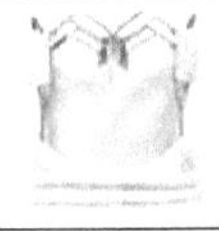	Prótese 3F Ativação (ATS) [34]	■ A primeira prótese sem sutura disponível ■ 3 folhas em pericárdio de equídeo	Boas caraterísticas hemodinâmicas Taxa de 18% de pacemakers pós-intervenção [35]
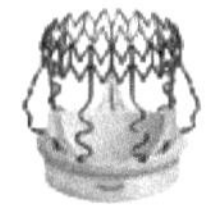	Perceval S (LinaNova) [36]	■ Estruturado num stent de liga metálica com folhetos de pericárdio bovino ■ Implantação por expansão de balão	■ Menos fugas para-protéticas ■ Boa longevidade ■ Taxa de pacemaker de 8% [36].
	Prótese S Intuição[37]	A prótese cirúrgica Edwards encontra-se com a prótese percutânea Sapien	Boa hemodinâmica Taxa de marcapasso pós-implante de 8%. [38]

2.1.4. **Escolha da prótese :**

De acordo com as últimas recomendações da Sociedade Europeia de Cardiologia e da Associação Europeia de Cardio-Torácica, revistas em 2021 [4], a primeira recomendação de classe I relativa à escolha do tipo de prótese é a favor da vontade do doente, qualquer que seja a sua idade, depois de ter sido plenamente informado das vantagens e desvantagens de cada tipo de válvula (tabela XXVII).

Em comparação com as recomendações anteriores, a ênfase é agora colocada na importância de fornecer aos doentes informações completas e imparciais durante o processo de seleção, e não na sua idade cronológica. O cirurgião e o cardiologista devem explicar ao doente, de forma precisa e justa, os riscos e benefícios associados a cada substituto valvular, de modo a que o doente mantenha, em última análise, o controlo da decisão final sobre a escolha da prótese. Deve ser dado ao doente tempo suficiente para refletir, permitindo-lhe procurar uma segunda opinião, se necessário.

Tabela XXVII: Recomendações ESC/EACTS 2021 para a escolha de uma bioprótese [4].		
Desejos bem informados dos doentes	I	C
Impossibilidade de anticoagulação de boa qualidade (devido a contraindicação ou risco elevado de hemorragia ou monitorização deficiente ou estilo de vida ou atividade profissional)	I	C
Re-operação de uma prótese mecânica trombosada num doente com mau controlo da coagulação	I	C
Doentes com baixo risco de cirurgia de redução da válvula	IIa	C
A bioprótese deve ser considerada para os doentes com mais de 65 anos na posição aórtica e mais de 70 anos na posição mitral, ou para aqueles cuja esperança de vida é inferior à durabilidade presumida da bioprótese. Para os doentes entre os 60 e os 65 anos que vão receber uma prótese aórtica, e para os doentes entre os 65 e os 70 anos no caso de uma prótese mitral, as 2 opções (bioprótese ou mecânica) são aceitáveis e a escolha requer uma análise cuidadosa de outros factores para além da idade.	IIa	C
Mulher jovem que deseja engravidar	IIa	C

V. PERFIL DA POPULAÇÃO :

1. Idade :

A escolha da prótese para substituição valvular mudou significativamente nas últimas décadas. A idade deixou de ser o único fator determinante na seleção do tipo de prótese. As novas recomendações relativas à escolha da substituição da válvula baseiam-se no aumento da esperança de vida do doente, melhorando simultaneamente a sua qualidade de vida.

Jones et al., em estudo comparando os resultados do implante de válvulas mecânicas e biológicas em indivíduos jovens, descreveram um predomínio de pacientes com idade entre 51 e 60 anos, com média de idade de 56 anos [39].

Gabbrella et al [40] verificaram que os doentes com mais de 70 anos eram os mais frequentes.

Alexander Iribarne et al recomendam que o implante de bioprótese deve ser considerado a partir dos 50 anos de idade, e sugerem que a decisão final sobre a escolha da prótese antes dos 65 anos de idade continua a ser uma decisão colectiva e deve envolver imperativamente o doente [41].

Num estudo que comparou bioproteses com próteses mecânicas numa população com idade inferior a 50 anos, Alperi A et al relataram que a taxa de mortalidade a 15 anos foi a mesma para ambos os tipos de próteses [42]. Neste último estudo, as complicações neurológicas e a hemorragia pós-operatória foram significativamente menores nos doentes que tinham uma bioprótese [42].

Todos estes estudos concluíram que o implante de bioproteses a partir dos 50 anos de idade não tem influência na sobrevivência a 15 anos.

A idade média da população na nossa série foi de 68 ± 11,68 anos [17-90], com 90% dos doentes com mais de 60 anos. Este valor está de acordo com o descrito na maioria das revisões da literatura. Isto pode ser explicado pelo facto de o período de estudo da nossa série ter sido realizado antes da revisão das recomendações europeias. Este grupo etário tende a diminuir cada vez mais após 2021, em paralelo com o advento das novas válvulas biológicas, caracterizadas pela sua grande longevidade.

2. Género :

A distribuição por género dos nossos doentes mostrou uma predominância do sexo masculino (61%) em comparação com o sexo feminino (39%). Esta predominância masculina tem sido observada na maioria das séries internacionais. Douglas et al. relataram um predomínio masculino de 64% em sua série de 12569 pacientes submetidos a implante de bioprótese em posição aórtica [43].

Embora não exista uma correlação direta entre o sexo dos doentes e a lesão valvular, estudos recentes sobre a doença valvular degenerativa têm demonstrado que o sexo feminino é cada vez mais dominante nesta população [44].

3. Atividade profissional :

O risco cumulativo de complicações hemorrágicas associado ao tratamento anticoagulante necessário para a substituição valvular por prótese mecânica tem-se tornado um fator cada vez mais importante a ter em conta quando se considera a qualidade de vida do doente. Várias profissões expõem os doentes ao risco de traumatismos e lesões, pelo que representam um constrangimento na escolha do tipo de prótese.

O doente vê-se assim confrontado com um risco de hemorragia aumentado pelo tratamento anticoagulante e com o risco de reoperação a longo prazo, cada vez mais desproporcionado em relação à longevidade das bioproteses. Consequentemente, os doentes estão cada vez mais relutantes em aceitar o tratamento anticoagulante ao longo da vida e as restrições associadas, nomeadamente a atividade física.

Um estudo de M Ruel et al sobre a qualidade de vida de doentes submetidos a substituição valvular entre os 18 e os 50 anos de idade mostrou que os doentes mais jovens que foram submetidos a substituição valvular bioprotésica, poupando-os à anticoagulação, tinham uma melhor qualidade de vida do que os que foram submetidos a uma prótese mecânica[45].

Na nossa série, três dos nossos doentes optaram por implantar uma bioprótese devido às suas profissões que poderiam provocar hemorragias: o primeiro era agricultor, o segundo era polícia e o último era professor de desporto.

4. Gravidez e bioprótese :

Nas mulheres jovens em idade fértil, a gravidez sob tratamento anticoagulante é particularmente complexa devido aos riscos para o feto. A escolha de uma prótese biológica é mais judiciosa para evitar os riscos teratogénicos do tratamento anticoagulante, que também é difícil de gerir durante a gravidez.

B R Badduke et al demonstraram em estudo realizado na University of British Columbia, Van couver, Canadá, que o implante de uma bioprótese permitiu uma gravidez sem risco para o feto e sem aumento da morbidade e mortalidade materna [46].

5. Impacto na vida social :

A qualidade de vida dos doentes operados com uma válvula biológica é semelhante à dos indivíduos não operados do mesmo grupo etário. Ao contrário das próteses mecânicas, o número de consultas médicas é menor, as análises ao sangue são menos frequentes e os ruídos da válvula não podem ser ouvidos à distância.

Um estudo realizado por Zhi-Nuan Hong et al. na China, com 103 doentes submetidos a substituição valvular mecânica, mostrou que, após um ano de cirurgia, mais de 10% dos doentes sofriam de stress relacionado com o ruído da prótese, com uma qualidade de vida significativamente reduzida [47].

6. Factores de risco cardiovascular :

6.1. Índice de massa corporal :

A análise do IMC na nossa série mostrou que o excesso de peso estava associado a um risco de morte significativamente mais elevado.

J Ernesto Molina et al mostraram que a obesidade predispõe os pacientes a complicações no local da cirurgia [48]. Outro estudo realizado por Quoc-Sy Nguyen et al demonstrou que o IMC tem um impacto no desenvolvimento de infecções pulmonares devido à alteração da mecânica respiratória [49].

[2]Em contrapartida, Vaduganathan et al concluíram que os doentes com um IMC > 25 kg/m têm um risco de mortalidade inferior ao dos doentes com um IMC < 18 kg/m2 [50].

6.2. Síndrome metabólica :

Os principais factores de risco cardiovascular identificados no nosso estudo foram a hipertensão arterial, o tabagismo, a dislipidemia e a diabetes. A síndrome metabólica, definida como um conjunto de distúrbios metabólicos ligados à resistência à insulina e dislipidemia, é um importante preditor de esclerose valvular degenerativa [51].

Um estudo recente realizado no Quebec e publicado por Mathieu P, mostrou que estes factores de risco cardiovascular, estando intimamente ligados à síndrome metabólica, estão implicados na progressão da patologia valvular [52]. De facto, estes doentes apresentam uma progressão mais rápida da sua doença valvular devido aos efeitos pró-inflamatórios diretamente activados e mantidos por esta síndrome no interior da válvula [9].

Briand M et al demonstraram que a síndrome metabólica está independentemente associada à rápida degeneração das biopróteses e sugerem, como forma de prevenção, a introdução dos medicamentos necessários para tratar a síndrome metabólica [53].

7. Patologias associadas:

7.1. Insuficiência renal crónica (IRC):

De acordo com as recomendações da Autoridade Nacional de Saúde Francesa (HAS), a DRC é definida como uma depuração de creatinina inferior a 60 ml/min/1,73m [54]. A insuficiência renal e os distúrbios do metabolismo fosfocálcico são factores que favorecem a calcificação das biopróteses e levantam a questão da sua utilização nestas situações devido ao risco acrescido de degenerescência estrutural [55].

No entanto, nos doentes em diálise e na ausência de hiperparatiroidismo, as bioproteses são preferidas porque permitem uma gestão mais fácil das sessões de diálise do ponto de vista da anticoagulação.

Charles A Herzog et al demonstraram que não houve diferença significativa nas taxas de sobrevida entre pacientes com insuficiência renal em fase de hemodiálise que tinham uma prótese mecânica ou biológica [43].

Zhibing et al relataram uma taxa significativamente menor de eventos trombo-embólicos e hemorrágicos em pacientes com insuficiência renal submetidos a hemodiálise com uma bioprótese em comparação com aqueles com uma prótese mecânica [56]. Também relatam uma taxa de mortalidade relacionada à prótese menor para bioproteses [56].

Na nossa série, seis doentes apresentavam insuficiência renal crónica em fase de hemodiálise com bom perfil hemodinâmico da bioprótese na monitorização ecográfica à distância.

7.2.Febre reumática (FR):

A febre reumática é ainda comum nos países em desenvolvimento e continua a ser a principal causa de doença valvular adquirida [57]. [eme]A origem reumática representa a 2a causa em nossa casuística e 13 pacientes tinham história de RAA desde idade precoce.

8. Euroscore II :

O Euroscore II é o score de risco mais utilizado na Europa para doentes submetidos a cirurgia cardíaca. É utilizado para estimar a mortalidade perioperatória antes da cirurgia, tendo em conta os dados clínicos e ecográficos do doente, nomeadamente a fração de ejeção, a depuração da creatinina e determinados factores como a pressão arterial pulmonar [58]. Quanto maior a pontuação, maior o risco.

Na literatura, a média deste escore varia entre 0,8 e 15, de acordo com as diferentes séries, em indivíduos submetidos à troca valvar. Uma série brasileira de Casalino R et al. encontrou um Euroscore II de 0,8 a 10 [59].

Czub et al. relatam em sua série um Euroscore II para pacientes propostos para troca valvar aórtica de 3,2 ± 4, e para pacientes propostos para troca valvar mitral de 15,3 ± 19,4 [60].

Na nossa série, o Euroscore II foi de 2,69% ± 1,17 [0,62% -7%].

VI. ETIOLOGIAS :

1. Doenças reumáticas :

Embora se tenha tornado rara nos países ocidentais, a RAA continua a ser um problema de saúde pública nos países de baixo desenvolvimento. Os esforços de prevenção, baseados no tratamento das infecções faríngeas, melhoraram significativamente a gestão desta doença [57]. Na nossa série, 39 dos nossos doentes (36,8%) tinham doença valvular reumática.

2. Patologia degenerativa :

Afectam mais frequentemente os idosos. As causas degenerativas são atualmente as mais frequentes, dominadas pelo estreitamento aórtico e pela insuficiência mitral. Nos países industrializados, a melhoria das condições de saúde e o envelhecimento da população explicam a mudança na distribuição etiológica da doença valvular adquirida [61].

Na nossa série, verificou-se um predomínio da doença valvular degenerativa, afectando metade dos nossos doentes (51,9%).

3. Endocardite infecciosa :

É secundária à infeção do endocárdio por um microrganismo bacteriano. Ocorre mais frequentemente na valvulopatia pré-existente, quando os germes entram na corrente sanguínea através de um portal de entrada detetável [62]. Oito dos nossos doentes (7,5%) tiveram endocardite infecciosa.

4. Bicúspide aórtica :

É a malformação congénita mais comum [63]. Pacientes com bicuspidismo aórtico estão predispostos ao desenvolvimento de endocardite infecciosa, estenose e/ou vazamento aórtico. A decisão e o momento da intervenção para esta condição dependem do tamanho da aorta, da função da válvula e se ela está associada a outras anomalias [64].

5. Doença de Barlow :

É uma das principais causas de insuficiência mitral. Caracteriza-se por um excesso de tecido valvular que leva ao prolapso de um ou ambos os folhetos mitrais [65].

VII. ESTUDO CLÍNICO :

1. Circunstâncias da descoberta :

As manifestações clínicas são determinadas pelo tipo de lesão valvular e pela etiologia envolvida. Podem ser pauci-sintomáticas ou reveladas por uma complicação.

2. Sinais funcionais :

*2.1.*Dispneia :

Este é o sintoma mais frequente que leva os doentes a procurar aconselhamento médico. Apresenta-se sob a forma de dispneia, que pode surgir de forma progressiva ou súbita, consoante a causa. Reflecte o impacto da hiperpressão do coração esquerdo sobre a circulação pulmonar.

Nas várias séries mundiais, predominaram os estágios III e IV da NYHA. Gabella e colaboradores relataram em seu estudo que, no momento da cirurgia, 54% de sua população estava em estágio III ou IV da NYHA [40].

Na Grã-Bretanha, o estudo realizado por Alexander Iribarne et al constatou que 7,2% dos pacientes apresentavam estágio IV da NYHA [41]. O estágio II foi observado na doença aórtica.

Os resultados da nossa série estão de acordo com a literatura. A dispneia foi o sinal funcional mais frequentemente encontrado no nosso estudo (80,1%). A maioria dos doentes encontrava-se num estádio funcional avançado, com 45 doentes em estádio III (53,5%), enquanto 39,5% da população estudada apresentava dispneia em estádio II.

*2.2.*Dor no peito :

A dor torácica pode representar um ataque de angina ou um enfarte relacionado com embolia coronária ou doença arterial coronária per se. ^{eme}Na nossa série, a dor torácica foi o segundo motivo de descoberta em 37,7% dos nossos doentes.

*2.3.*Síncope e mal-estar:

Podem ser a única forma de expressão e são observadas na doença valvar aórtica. Estas síncopes e equivalentes ocorrem durante o esforço e estão relacionadas com a queda súbita do débito cardíaco e consequentemente do débito cerebral durante o esforço excessivo [66].

Um estudo publicado por Goliasch G et al. com 625 pacientes submetidos a cirurgia de substituição da válvula aórtica encontrou uma prevalência de 10,7% de síncope com uma taxa de mortalidade significativamente aumentada [67].

Na nossa série, 24 doentes (22,6%) sofreram síncope, oito dos quais faleceram, o que representa uma taxa de mortalidade de 37%.

3. Sinais físicos :

*3.1.*Anomalia na auscultação :

O sinal físico mais importante é uma anomalia auscultatória. A sua presença, por si só, permite o diagnóstico precoce de lesão valvular antes do aparecimento de sinais funcionais.

*3.2.*Sinais de insuficiência cardíaca :

A doença da válvula cardíaca esquerda afecta a função do ventrículo direito. O baixo fluxo e a estase do lado esquerdo resultam inicialmente em redemas pulmonares agudos, e são progressivamente complementados por estase do lado direito, causando redemas periféricos e ascite. O diagnóstico tardio e o tratamento cirúrgico são fatores pejorativos na progressão da insuficiência cardíaca [68].

Na nossa série, 23,6% dos nossos doentes chegaram à fase cirúrgica em insuficiência cardíaca, reflectindo o estado avançado da sua doença valvular, com uma taxa de 19,6% em insuficiência cardíaca esquerda e 4% em insuficiência cardíaca direita.

*3.3.*Isquemia dos membros :

Os sintomas incluem dor, frieza do membro e sinais sensório-motores. É o resultado de uma embolia periférica. A lesão valvular foi revelada em quatro dos nossos doentes (3,8%) por isquémia aguda do membro.

*3.4.*Défice neurológico :

Durante os acidentes embólicos podem ser observados sinais neurológicos, nomeadamente um défice motor ou hemiparésia. Este quadro clínico foi observado em dois doentes da nossa série (1,8%).

Num estudo de 196 pacientes submetidos a substituição da válvula aórtica por estreitamento aórtico calcificado, Messe et al relataram uma taxa de AVC e ataque isquémico transitório pós-operatório de 8% e uma taxa de mortalidade significativamente elevada [69].

4. Diagnóstico significa :

*4.1.*Radiografia do tórax :

É um exame simples, rápido, de fácil acesso, pouco dispendioso e de baixa radiação, útil na avaliação de anomalias cardíacas clínicas. Pode ser normal ou apresentar :

- Aumento do rácio cardiotorácico associado a cardiomegalia
- Sinais de insuficiência cardíaca, em particular sobrecarga hilar
- Uma silhueta mitral associada a uma dilatação progressiva do OG
- Uma protrusão do botão aórtico

Na nossa série, a radiografia de tórax foi normal em 7 doentes. A cardiomegalia estava presente em 49 pacientes (46,2%), refletindo o estágio avançado da doença valvar, com sobrecarga hilar revelada em 22 casos (20,8%). Protrusão do botão aórtico e silhueta mitral foram observadas em 79 e 10 casos respetivamente (74,5% e 9,4%).

*4.2.*Eletrocardiograma :

Desempenha um papel fundamental na avaliação de doentes valvulares. Revela perturbações do ritmo e da condução, sinais isquémicos e também sinais de hipertrofia ventricular.

Yeow L et al. relataram em seu estudo da Mayo Clinic com 323 pacientes submetidos à substituição da válvula mitral que a prevalência de FA foi de 30% [70].

A FA foi o distúrbio de ritmo mais frequente nos nossos doentes (26,4%) e 11 doentes tinham distúrbios de condução.

*4.3.*Ecocardiografia-doppler :

4.3.1. Ecocardiografia trans-torácica :

O ETT é o exame fundamental para o diagnóstico e monitorização das doenças das válvulas cardíacas. Trata-se de um exame rápido e não invasivo que permite a reavaliação das estruturas e funções das válvulas, fornecendo múltiplas informações:

- Confirmar estenose ou regurgitação valvular.
- Quantificação da gravidade da lesão da válvula
- Identificar o mecanismo da insuficiência valvular e apontar a etiologia.
- Permitir uma análise precisa das caraterísticas morfológicas do aparelho valvular e subvalvular.
- Avaliar o impacto sobre as câmaras cardíacas, a função cardíaca global e a circulação pulmonar.
- Acompanhamento da evolução da doença valvular e da prótese cardíaca após a cirurgia.

4.3.2. Ecocardiografia trans-resofágica (ETE) :

O ETE é um complemento essencial do ETT em muitas circunstâncias de patologia valvular. As indicações são dominadas pela endocardite, pela existência ou ausência de trombo intra-atrial, pelo interesse per-operatório e pela reavaliação de próteses valvares [71].

*4.4.*Scanner cardíaco :

A TC cardíaca tornou-se uma ferramenta importante no estudo da lesão da válvula nativa ou protésica. Devido à sua capacidade específica de estudar as calcificações, está a desempenhar um papel cada vez mais importante no estudo da doença valvular cardíaca, particularmente da doença valvular cardíaca degenerativa. Uma vez que o espessamento dos tecidos e a acumulação de calcificações limitam a mobilidade dos folhetos valvulares, o estreitamento aórtico degenerativo presta-se ao estudo por TC [72]. Esta última também pode ser usada para determinar se a válvula aórtica é bicúspide, com ou sem rafe.

No caso do estreitamento mitral, a associação frequente com FA e batimentos cardíacos irregulares rápidos torna o exame não interpretável devido aos artefactos cinéticos associados às contracções miocárdicas. No caso das bioproteses, a degeneração calcificante é visualizada como no estreitamento aórtico calcificado [73].

4.5.Angiografia coronária pré-operatória :

Quando a cirurgia é planeada, a angiografia coronária é utilizada para avaliar o estado da rede coronária. O procedimento cirúrgico pode ser modificado se houver lesão coronária associada. No entanto, este exame é invasivo e não é isento de riscos.

5. Tratamento cirúrgico :

5.1.Objectivos :

5.1.1. Correção do funcionamento da válvula :

Qualquer doença valvular que tenha repercussões significativas deve ser corrigida. O restabelecimento da função correta da válvula elimina a obstrução mecânica ao fluxo sanguíneo em caso de estenose e evita a hipertrofia-dilatação das câmaras cardíacas em caso de regurgitação.

A dificuldade, no caso de uma bioprótese, que pode deteriorar-se numa fase posterior, reside na decisão cirúrgica em relação a múltiplas lesões valvulares, uma das quais foi inicialmente avaliada como moderada e que pode posteriormente aumentar, necessitando de reintervenção. O cirurgião encontra-se assim perante um dilema:

-    Intervir na fase de lesão moderada, à custa de prolongar o tempo de circulação extracorporal e evitar uma segunda cirurgia.

-    Respeitar a válvula moderadamente danificada e reduzir o risco operatório, mas expor o doente a uma cirurgia de redução subsequente para mais danos na válvula.

5.1.2. Prevenção de complicações :

A indicação para a cirurgia valvular baseia-se numa avaliação global das consequências dos diferentes tipos de lesões valvulares e dos riscos de complicações, nomeadamente embolia sistémica, insuficiência cardíaca e morte súbita.

5.2.Gesto valvular :

5.2.1. Válvula mitral :

Quando a válvula está muito danificada, a cirurgia conservadora não é possível. É o caso das doenças reumáticas que não são passíveis de reparação da válvula devido às alterações significativas do aparelho subvalvular. A substituição da válvula mitral é efectuada com o objetivo de preservar o aparelho subvalvular.

Muthialu et al. concluíram, em seu estudo sobre o impacto da preservação do aparelho subvalvar durante a substituição da valva mitral, que esta condição melhora a sobrevida pela preservação da função ventricular esquerda [74].

Na nossa série, a preservação da válvula posterior foi a regra, sendo a doença reumática extensa e a endocardite da válvula pequena as únicas condições que exigiram a ressecção extensa de toda a válvula.

5.2.2. Válvula aórtica :

A substituição da válvula aórtica é a base do tratamento das formas sintomáticas. A ressecção da válvula aórtica é um procedimento simples que pode frequentemente ser efectuado sem problemas. No entanto, não é isenta de riscos, nomeadamente durante a manipulação intra-operatória de calcificações da válvula.

5.2.3. Válvula tricúspide :

A cirurgia tricúspide é dominada pelo tratamento conservador devido à frequência de fugas funcionais concomitantes com a doença da válvula cardíaca esquerda. No entanto, quando a lesão da válvula é demasiado extensa, é necessária a substituição da válvula.

Na posição tricúspide, sabe-se que o implante de próteses mecânicas tem alto índice de trombose e tem levado ao uso mais freqüente de próteses biológicas, que parecem degenerar menos no lado direito do que no esquerdo [75]. A dificuldade na substituição da valva tricúspide é evitar o tecido de condução. A técnica mais adequada é utilizar os remanescentes da valva septal para suturar o substituto valvar, respeitando a área da comissura ântero-septal e a parte anterior do folheto interno [76].

5.3. Gesto combinado :

A coexistência de doença valvular, nomeadamente degenerativa, e doença coronária tende a aumentar com o avançar da idade dos doentes e a presença de co-morbilidades. Esta associação é cada vez mais detectada na ausência de sinais, graças à exploração pré-operatória da rede coronária em doentes programados para cirurgia valvular.

A cirurgia combinada, anteriormente considerada demasiado arriscada, tornou-se segura e viável. Os avanços na cirurgia cardíaca em termos de técnicas cirúrgicas e de proteção do miocárdio, bem como a gestão pós-operatória, estão em constante evolução e têm melhorado os resultados desta cirurgia de grande porte.

Na nossa série, onze doentes (10,4%) foram submetidos a cirurgia combinada. A cirurgia combinada não esteve associada a um aumento significativo da morbilidade e mortalidade.

5.3.1. Tempo coronário :

Após a ressecção da valva, as anastomoses coronarianas distais são realizadas em primeiro lugar, principalmente na troca valvar mitral, pois requerem deslocamento do creur, o que não pode ser realizado com a prótese posicionada [77]. As anastomoses proximais de quaisquer enxertos venosos são realizadas por último após a troca valvar sob pinçamento parcial da aorta.

5.3.2. Tempo valvular :

A escolha dos substitutos valvulares pode constituir um problema num doente valvular com uma longa esperança de vida e no qual existe lesão coronária para a qual está indicada a revascularização cirúrgica.

Um paciente com uma expetativa de vida curta provavelmente não teria tempo para deteriorar sua bioprótese e não seria um candidato à cirurgia de redução. No entanto, para um doente com uma esperança de vida mais longa e candidato a substituição valvular e cirurgia de bypass coronário simultânea, a decisão sobre qual a prótese a utilizar é mais difícil. O risco de degeneração de uma bioprótese é maior neste caso, e a cirurgia de repetição num doente que tenha sido submetido a cirurgia de bypass coronário está associada a uma maior taxa de mortalidade operatória.

Uma metanálise efectuada por Puvimanasinghe J et al, comparando 4274 doentes submetidos a cirurgia valvular aórtica com prótese mecânica e 9007 doentes submetidos a substituição valvular com prótese biológica, verificou que a utilização de uma prótese biológica combinada com cirurgia de bypass coronário não aumentou a morbilidade ou as taxas de revisão a 10 anos, em comparação com os doentes submetidos a prótese mecânica. Concluíram que a cirurgia combinada com bioprótese poderia ser proposta para indivíduos mais jovens [77].

Com a longevidade das novas gerações de próteses biológicas e a técnica de implantação "valve in valve", a escolha da bioprótese justifica-se cada vez mais nestes doentes, independentemente da sua idade[78].

Na nossa série, 11 doentes (10,4%) foram submetidos a cirurgia combinada. Com um seguimento máximo de 5 anos, o perfil valvular destes doentes manteve-se inalterado, com exceção de dois doentes que apresentavam bioproteses moderadamente estenosadas. Além disso, no nosso estudo, a cirurgia combinada não esteve associada a um aumento da morbilidade e mortalidade.

*5.4.*Cirurgia valvular de emergência :

O tratamento tardio da endocardite aguda pode levar a uma cirurgia de urgência, aumentando a morbilidade e a mortalidade e comprometendo o prognóstico vital do doente.

A. Iribarne et al, em seu estudo multicêntrico, relataram uma taxa de 18,1% de pacientes submetidos à cirurgia de emergência [41]. A taxa de cirurgia valvar de emergência em nossos pacientes é próxima à relatada na literatura, ou seja, 19,8%.

A cirurgia valvular de urgência continua a estar associada a uma elevada morbilidade e mortalidade. Num estudo unicêntrico publicado por Ibrahim et al, com 346 doentes submetidos a substituição valvular, a mortalidade foi significativamente superior no caso de cirurgia urgente, com uma mortalidade de 18,8% e um OR de 4,52 [79].

Em nossa casuística, 12 pacientes (56%) submetidos à troca valvar de urgência faleceram. A urgência foi um fator preditivo de mortalidade com um p de 0,011 e OR de 3,667.

6. Tratamento percutâneo - bioprótese valve-in-valve:

A técnica Valve-in-Valve para a degenerescência da bioprótese cirúrgica parece ser uma alternativa atractiva à cirurgia valvular quando uma reintervenção convencional é considerada de risco cirúrgico muito elevado ou mesmo potencialmente fatal. O procedimento consiste na introdução de uma bioprótese percutânea através do fémur e na sua colocação no interior da bioprótese antiga e degenerada, sem recurso a circulação extracorporal. Uma vez colocada a nova prótese, é utilizado um balão para a desdobrar e fixar à antiga.

Os resultados desta técnica parecem ser encorajadores. Um estudo recente de Landes et al, que incluiu 330 doentes submetidos a TAVI in TAV por degenerescência de bioprótese percutânea ou TAVI valve-in-valve por degenerescência de bioprótese cirúrgica, encontrou uma taxa de complicações e sobrevida aos 12 meses semelhante entre os dois grupos [80].

Num estudo realizado por De Freitas Campos Guimarães et al, envolvendo 116 doentes submetidos a TAVI valve-in-valve por deterioração da bioprótese aórtica, os resultados a curto prazo foram encorajadores, com uma taxa de sucesso satisfatória. O seguimento ultrassonográfico em cinco anos mostrou um gradiente transprostético estável (menor que 20%) e uma baixa taxa de degeneração estimada em 3% [78].

7. Gestão da unidade de cuidados intensivos :

*7.1.*Duração da estadia :

O tempo médio de permanência nos cuidados intensivos na nossa série foi de 5 ± 6 dias [1-58]. A duração total do internamento hospitalar foi de 12 ± 11 dias [2-55].

Foram efectuados vários estudos para avaliar o tempo de internamento dos doentes submetidos a cirurgia valvular. A tabela abaixo ilustra o tempo médio de permanência nos cuidados intensivos e de hospitalização numa série de séries internacionais após a implantação de bioproteses cardíacas.

	Duração da estadia		
Quadro XXVIII :	**em**	**reanimação e**	**hospitalização**

Estudo	País	n	Tempo de permanência nos cuidados intensivos	Duração total da estadia
Ricardo Ferreira [81]	Portugal	196	3.3 [1-6.54]	7.7 [2-14]
KrishanRamsaransing[82]	Países Baixos	110	1.4 [0.8-4]	8 [5-80]
Shreshta et al [83]	Alemanha	70	2 [1-4]	15.9 [5.9-26.8]
YesimGuner [84]	Turquia	52	1.9 [0.6-3.2]	7.6 [4.9-10.3]
A nossa série	Tunísia	106	5.14 [1-58]	12 [2-55]

Os dados encontrados na literatura permitiram-nos situarmo-nos em termos de duração do internamento dos nossos pacientes. O tempo de internamento nos cuidados intensivos e o tempo total de internamento parecem ser elevados quando comparados com a literatura. Este facto pode estar relacionado com a frequência de pneumonite pós-operatória e com a necessidade de VNI, uma vez que muitos dos nossos doentes eram portadores de DPOC conhecida.

*7.2.*Morbidade e mortalidade pós-operatórias :

7.2.1. Morbidade:

7.2.1.1. Complicações não relacionadas com as próteses :
Complicações hemorrágicas :

A hemorragia pós-operatória pode ser de origem cirúrgica ou relacionada com o desequilíbrio biológico pós-CEC, uma vez que a CEC leva ao consumo de factores de coagulação, alteração da função plaquetária e ativação da fibrinólise [85]. A hemorragia pós-operatória de natureza biológica é corrigida através da otimização da hemostase com hemoderivados e derivados. No caso de hemorragia cirúrgica, é importante conhecer a indicação de revisão, que parece aumentar a morbilidade e mortalidade hospitalar.

Kristensen et al, relataram um aumento de três vezes na mortalidade em pacientes que foram tratados novamente para hemostasia cirúrgica pós-CEC [86].

A decisão de repetir ou não a operação baseia-se nas recomendações de Kirklin e Barrat-Boyes, que, para além da quantidade de sangue drenado, têm em conta a cinética da hemorragia [87].

24 dos nossos doentes sofreram hemorragia pós-operatória, 16 dos quais foram reenviados para cirurgia para controlo da hemostase.

■ **Tamponamento :**

Após cirurgia cardíaca, e em particular após substituição valvular, o tamponamento é o evento temido pelos cirurgiões, aumentando significativamente a morbilidade e mortalidade.

Kurvin et al. subdividem-nos em tamponamento precoce antes das 24 horas e tamponamento tardio após um dia. Antes das 24 horas, a causa foi a hemorragia cirúrgica não controlada ou mal controlada, com instabilidade hemodinâmica que levou à repetição da cirurgia. Os factores predisponentes para o tamponamento tardio foram: sexo feminino, anticoagulação pré-operatória e hematócrito basal baixo. A drenagem percutânea foi possível nestes casos [88,89].

Na nossa série, foram identificados 11 tamponamentos, seis dos quais ocorreram no pós-operatório, oito precoces e três tardios. Destes, 27% estavam sob anti-coagulação pré-operatória para FA, 54% estavam sob terapêutica anti-agregante plaquetária e 10% eram do sexo feminino, com uma taxa de mortalidade global de 5%.

■ Pneumonite pós-operatória :

A ocorrência de infecções pulmonares pós-operatórias tem sido descrita em várias séries. Na literatura, a taxa de infecções pulmonares após cirurgia valvar varia amplamente, de 2,8 a 23% [90,91].

Peng Xiao et al relataram uma taxa de infeção pulmonar de 15,08%. Este estudo concluiu que a presença de uma síndrome metabólica era um fator de risco [92].

Riera M et al encontraram uma incidência de infecções pulmonares pós-cirurgia cardíaca de 4% com factores preditivos de FEVE inferior a 30%, insuficiência renal crónica e contexto de cirurgia urgente [93]. Também relataram que entre os pacientes com pneumonite infecciosa pós-operatória, a mortalidade foi de 42% [93].

No nosso estudo, 52 doentes (49%) apresentaram pneumonite infecciosa pós-operatória com uma boa evolução clínica e radiológica após antibioterapia adequada e cinesiterapia respiratória em 34 doentes (34%).

Dos nossos doentes com pneumonia pós-operatória, 28% tinham sido submetidos a cirurgia de emergência, 28% tinham DPOC, 28% tinham sido submetidos a cirurgia prolongada, 26% tinham sido entubados durante mais de 24 horas e 76% tinham permanecido nos cuidados intensivos durante mais de 48 horas.

Dezoito dos doentes com pneumopatia infecciosa (34,6%) morreram de choque sético de início pulmonar. Estes números são elevados em comparação com a literatura. Este facto deve-se provavelmente às condições de assepsia impostas pelos estabelecimentos de saúde tunisinos, apesar da preparação respiratória dos doentes brônquicos e do tratamento orientado das infecções pulmonares pré-operatórias, com o objetivo de encurtar o tempo de hospitalização e evitar estas complicações pulmonares graves.

■ Perturbações do ritmo pós-operatório :

18 pacientes (18%) que estavam em ritmo sinusal antes da substituição da válvula entraram em FA no pós-operatório. Estes pacientes mantiveram uma arritmia permanente, necessitando de tratamento anticoagulante a longo prazo. Por outro lado, a FA crónica foi reduzida espontaneamente ou por cardioversão durante o desmame da cirurgia de bypass em 6 pacientes. No entanto, essa redução foi transitória e o ritmo retornou à fibrilação.

Filardo G et al. relataram uma taxa de FA de novo após cirurgia valvar de 37%. Os factores de risco para o aparecimento de FA foram a idade avançada e a associação com cirurgia de bypass coronário [94].

Kalra R et al encontraram uma incidência de 50% de FA de novo, 69% dos quais ocorreram em pacientes que tinham uma bioprótese em comparação com 30,9% para válvulas mecânicas. A mortalidade hospitalar foi significativamente maior nestes pacientes [95].

Bjorn MD et al relataram uma incidência de FA de novo de 42,6%. As substituições valvares com bioproteses foram associadas à FA de novo em 50% dos casos, enquanto que as próteses mecânicas foram associadas à FA de novo em 25% dos casos [96]. Para Bjorn et al., a taxa de reversibilidade da FA de novo foi de 10% para todos os pacientes, sendo de 20% para as bioproteses e nenhuma reversibilidade foi encontrada para as próteses mecânicas. Novos casos de FA surgiram em pacientes com próteses mecânicas durante o seguimento remoto [96].

Essa alta taxa de FA de novo em portadores de bioproteses foi explicada pela associação com a idade mais avançada nos dois estudos anteriores, em comparação com as próteses mecânicas. Para Bjorn et al, a idade média de implantação da bioprótese foi de 76 anos, em comparação com 60 anos para as próteses mecânicas. A idade avançada foi um fator de risco consistente para o desenvolvimento de FA de novo na maioria dos estudos [94-96].

Na nossa série, a mortalidade foi de 11% nos doentes com FA de novo, dos quais quatro (22,5%) tinham cirurgia coronária associada e 61% tinham idade superior a 70 anos.

■ **Perturbações da condução :**

O risco de desenvolvimento de distúrbios condutivos após cirurgia valvar varia de acordo com a casuística, de 7 a 15% [97].

Ferrari et al. relataram uma incidência de distúrbios condutivos pós-operatórios de 17%. Os fatores de risco foram idade superior a 60 anos, FA, uso de betabloqueador no pré-operatório, implante de bioprótese, cirurgia valvar mitral e insuficiência renal crônica [98].

Viles-Gonzalez et al. encontraram uma incidência de BAV de 23,7% em 290 pacientes submetidos à troca valvar mitral. Os fatores preditivos foram idade, tamanho da prótese e tempo prolongado de cirurgia de bypass [99].

Elahi et al. demonstraram que o implante de uma bioprótese pequena está associado a uma taxa relativamente alta de BAV permanente, devido à incongruência de seu arcabouço, mesmo de pequeno tamanho, em um anel relativamente estreito e calcificado, induzindo lesões do tecido de condução [100].

Na nossa série, sete doentes (7%) que não tinham problemas de condução no pré-operatório desenvolveram BAV de 3º grau no pós-operatório, dois dos quais necessitaram de pacemaker definitivo. Destes doentes, 55% tinham mais de 65 anos de idade, 11% estavam inicialmente em FA e 22% tinham sido submetidos a cirurgia valvular mitral, em comparação com 78% que tinham sido submetidos a cirurgia valvular aórtica.

■ **Enfarte do miocárdio pós-operatório :**

A revisão da literatura mostrou uma taxa de IM pós-operatória de 0,7 a 11,8% após cirurgia combinada [101]. Em nossa casuística, isso ocorreu em um único paciente submetido à cirurgia de revascularização do miocárdio (CRM) concomitante à troca valvar.

7.2.1.1. Complicações associadas às próteses :

■ **Endocardite precoce :**

Embora rara, a endocardite infecciosa é a complicação mais grave da substituição valvular. A endocardite precoce ocorre dentro de 60 dias após a operação e é devida à contaminação peri-operatória. O diagnóstico é baseado nos resultados de hemoculturas e ecocardiograma, que permitem uma avaliação precisa das lesões e da disfunção protética [102].

O perfil clínico consiste num quadro febril, que deve ser distinguido das infecções respiratórias; por vezes, desenvolve-se um choque sético. A infeção das próteses biológicas envolve o tecido da válvula.

O mecanismo pelo qual a endocardite se desenvolve em válvulas biológicas é explicado pelo enxerto bacteriano nas cúspides das biopróteses. Este fenómeno é mínimo durante os primeiros anos após a implantação da bioprótese. Com a progressiva degeneração do tecido biológico, começam a desenvolver-se lesões estruturais, favorecendo o enxerto bacteriano e aumentando significativamente a taxa de endocardite infecciosa [103].

Em uma série de 310 pacientes (155 com bioprótese e 155 com prótese mecânica), Stassano et al. relataram uma menor incidência de endocardite infecciosa em indivíduos com bioprótese em comparação com aqueles com prótese mecânica [104].

A endocardite protésica continua a ter um mau prognóstico, particularmente na fase de evolução de complicações como abcessos, pseudoaneurismas e falência hemodinâmica.

No nosso estudo, foram observados quatro casos de endocardite precoce no pós-operatório (4%) em dois doentes sabidamente diabéticos e dois admitidos com insuficiência cardíaca, um dos quais com endocardite pré-operatória numa válvula nativa. Um doente teve uma evolução favorável com antibioterapia adequada. Os outros três doentes necessitaram de cirurgia de revisão urgente por insuficiência cardíaca refractária.

■ Trombose de prótese :

São menos graves nas próteses biológicas e são menos evidentes. Trata-se frequentemente de uma trombose não obstrutiva. Esta é favorecida por factores hemodinâmicos e hemostáticos como a má adesão à terapêutica ou o tratamento anticoagulante inadequado em caso de FA numa bioprótese.

A trombose de próteses biológicas geralmente tem melhor prognóstico imediato do que a trombose de próteses mecânicas, que são freqüentemente obstrutivas e têm alta taxa de mortalidade [105]. A trombose de bioprótese geralmente evolui favoravelmente após a intensificação da terapia anticoagulante em associação com agentes antiplaquetários [106].

Egbe et al. publicaram um estudo demonstrando a eficácia da varfarina na trombose de bioprótese. O gradiente transprotético melhorou em 83% dos pacientes após ± 11 meses de anticoagulação efetiva [105].

Em nossa série, observamos uma única trombose obstrutiva precoce intermitente (1%) em uma prótese mitral após a interrupção do tratamento antiagregante e anticoagulante pelo paciente dois meses antes da cirurgia. O paciente fez a mesma escolha de prótese antes de ser submetido a uma segunda operação da valva mitral com acompanhamento pós-operatório simples.

■ Degenerescência das biopróteses :

A degenerescência das próteses biológicas, que durante muito tempo foi considerada como um inconveniente importante que limitava a sua implantação, nomeadamente em doentes jovens, tendeu a diminuir ao longo dos anos com o progresso constante das biopróteses, que se tornaram cada vez mais duráveis. Esta deterioração progressiva das biopróteses é o resultado de vários factores, que podem ser divididos em dois grupos:

■ *Factores relacionados com a prótese eiie-тёте :*

Como a sua arquitetura e o tratamento químico dos tecidos biológicos [107].

- Factores do doente :

Nomeadamente, a idade do doente e o local onde a prótese é implantada. A calcificação do tecido biológico é mais rápida nos doentes mais jovens. Esta progressão para a calcificação envolve o metabolismo lipídico, reacções imunológicas e distúrbios do metabolismo fosfocálcico [108].

As biopróteses degeneram mais na posição mitral do que na posição aórtica, devido ao maior dano estrutural de origem mecânica durante o fechamento mitral. Por esta razão, muitos cirurgiões têm diminuído a idade limite para o implante de uma bioprótese na posição aórtica [109].

Guenzingeret al, encontraram uma taxa muito menor de degeneração protética para os novos modelos de bioprótese a longo prazo, menos de 10% aos 10 anos e menos de 25% aos 20 anos, em comparação com uma taxa estimada de mais de 40% aos 20 anos para as gerações mais antigas [110].

A degeneração protésica na posição mitral tem uma sintomatologia mais marcante com o reaparecimento progressivo de dispneia e sinais de direita, em comparação com a posição aórtica, onde os sintomas podem estar ausentes apesar da função ventricular esquerda comprometida [111].

Um estudo recente realizado por Raghav et al. para avaliar a durabilidade da válvula Edwards Magna Ease, testando-a in vitro a um stress equivalente a 25 anos de vida, encontrou resultados satisfatórios com hemodinâmica e estrutura preservadas, ou seja, uma durabilidade estimada superior a 25 anos [112].

Na nossa série, não foram detectados casos de degenerescência, dado o atraso de cinco anos do nosso estudo.

Inserção de próteses :

Após a substituição da válvula, podem ocorrer pequenas fugas para-protésicas antes da cicatrização completa do anel. A desinserção da prótese pode ser resultado de endocardite por afrouxamento da sutura, ou pode ser secundária à sutura sobre tecido frágil em paciente idoso ou calcificação do anel [113,114]. Excecionalmente, pode ser devido à fratura de uma cúspide de uma bioprótese calcificada [115].

Não houve evidência de reinserção em nenhum dos nossos doentes. No entanto, dois doentes apresentaram uma fuga protésica central de grau 1 a 2 no exame de ultra-sons.

7.2.2. Mortalidade :

Na literatura, a taxa de morte precoce após cirurgia valvar melhorou acentuadamente de ±30% na década de 90 para ±10% nos últimos anos, independente da idade do paciente e de suas comorbidades [116].

Na série de Suri, a mortalidade global média diminuiu gradualmente de 17% em 1993 para 9% em 2011, apesar de um aumento dos factores de risco na população estudada [117].

Na nossa série, registámos :

- 6 mortes per-operatórias devido a paragem cardiorrespiratória (5,6%).

- 21 casos de morte pós-operatória devido a choque sético, dez relacionados com pneumonite infecciosa, seis com tamponamento, três com endocardite infecciosa, um com choque cardiogénico e um com enfarte do miocárdio.

Identificámos os seguintes factores como sendo preditivos de mortalidade: cirurgia valvular realizada em contexto de urgência, tempos operatórios prolongados e infecções pulmonares pós-operatórias.

Verificámos também que a mortalidade pós-operatória foi maior nos doentes com excesso de peso e nos doentes com insuficiência aórtica. A mortalidade total foi igualmente elevada em homens e mulheres.

Estes factores são consistentes com a literatura e a mortalidade não parece estar associada a complicações das biopróteses. Uma prótese biológica pode trombosar e infetar, mas em menor grau do que uma prótese mecânica. Os sintomas clínicos associados às complicações da bioprótese são geralmente bem tolerados, e o tratamento pode limitar-se à intensificação do tratamento médico.

A morbilidade e a mortalidade associadas à cirurgia valvular não são negligenciáveis, sobretudo se for efectuada numa situação de urgência e estiver associada a tempos operatórios prolongados, a que se junta a elevada frequência de pneumopatias pós-operatórias e os custos significativos que daí advêm. Por conseguinte, é essencial tomar medidas para reduzir a incidência de eventos cardíacos graves, bem como de eventos não cardíacos, limitando as complicações das válvulas cardíacas protésicas e do tratamento anticoagulante.

Este facto foi possível graças ao aumento da longevidade das biopróteses, aliado aos constantes avanços das técnicas percutâneas, que constituem uma excelente alternativa em caso de degenerescência das biopróteses cirúrgicas.

6 CONCLUSÕES

As substituições valvulares cardíacas, iniciadas em 1960 com a substituição da válvula mitral, sofreram várias revoluções, começando com a invenção da prótese de bola com tratamento anticoagulante para toda a vida, passando pela introdução de uma bioprótese animal substituindo as válvulas de aço por válvulas de porco, e culminando com o advento das técnicas percutâneas e a introdução de uma bioprótese dentro de uma bioprótese antiga degenerada.

Realizámos um estudo retrospetivo, descritivo, multicêntrico e transversal nos serviços de cirurgia cardiovascular do Hospital Universitário Abderrahmen Mami de Ariana, do Hospital Universitário Habib Bourguiba de Sfax e do Hospital Militar de Tunes, entre setembro de 2017 e dezembro de 2021. Recolhemos 106 pacientes operados para substituição de válvula com uma bioprótese.

Os objectivos do nosso trabalho foram descrever o perfil clínico e evolutivo dos doentes submetidos a substituição valvular por uma prótese biológica e determinar os factores preditivos de morbilidade e mortalidade pós-operatória.

Os pacientes incluídos são aqueles que foram submetidos a uma ou mais biopróteses em qualquer posição (mitral, aórtica e/ou tricúspide), associadas ou não a cirurgia coronária.

Foram registados os dados clínicos e epidemiológicos aquando da inclusão, bem como as complicações intra e pós-operatórias, a sobrevivência e o estado funcional de cada doente. Foi efectuado um estudo estatístico que incluiu :

- Um estudo uni-variado dos resultados imediatos pré, intra e pós-operatórios em relação à morbilidade e mortalidade.

- Estudo multivariado de factores preditivos de morbilidade e mortalidade per e pós-operatória.

No nosso estudo, a idade média dos doentes era de 68 anos, estimando-se que 9% tinham idades compreendidas entre os 17 e os 45 anos. A proporção de homens (n=64) foi superior à de mulheres (n=42), com um rácio entre sexos de 1,52.

A hipertensão arterial foi o principal fator de risco cardiovascular. Foi encontrada em 59 doentes (55,7%). Os outros factores de risco foram: o tabagismo (41,5%), a diabetes (29,2%), a dislipidemia (23,6%) e a obesidade (27,1%).

Treze doentes tinham antecedentes de febre reumática (12,3%). Outras patologias associadas foram a doença pulmonar obstrutiva crónica (41,5%), a doença coronária associada (20,7%), a insuficiência renal (6,6%) e a toxicodependência (0,9%).

Sete pacientes tinham história de cirurgia cardíaca prévia (6,6%). A comissurotomia mitral foi efectuada em dois doentes (1,9%). Três doentes tinham antecedentes de substituição da válvula mitral (2,8%) e três tinham antecedentes de substituição da válvula aórtica (2,8%).

Na nossa série, a doença valvular degenerativa foi predominante. Esta esteve presente em 55 doentes (51,90%), seguida da patologia reumática em 39 doentes (36,8%) e da endocardite infecciosa em oito doentes (7,5%).

As outras etiologias foram: bicuspididade aórtica (1,9%), doença de Barlow (2,8%), etiologia isquémica (1,9%) e lúpus eritematoso sistémico (0,9%).

A apresentação clínica foi polimorfa. Na nossa série, o sinal funcional mais frequente foi a dispneia, presente em 85 doentes (80,2%) com predomínio do estádio III (53,3%) seguido do estádio II (39,5%).

Outros sinais incluíram dor torácica (37,7%), palpitações (36,8%) e um episódio sincopal (22,6%). Ocasionalmente, a valvulopatia foi diagnosticada como uma complicação: isquémia dos membros (3,8%), acidente vascular cerebral (1,8%). Noutros casos, foi identificada acidentalmente em doentes assintomáticos (3,8%) e o diagnóstico foi feito durante uma ecocardiografia realizada por outro motivo.

Vinte e cinco doentes apresentavam insuficiência cardíaca (23,5%). Foi detectada uma anomalia auscultatória no local mitral em 26 doentes (24,5%) e no local aórtico em 86 doentes (81,1%).

O ecocardiograma, considerado o exame de referência para o diagnóstico da valvulopatia e determinação das suas caraterísticas, tem permitido avaliar a função ventricular esquerda e direita, avaliar o impacto na circulação pulmonar e acompanhar a evolução da valvulopatia e da prótese cardíaca após a cirurgia.

A fração de ejeção média do VE dos pacientes foi de 61% ± 0,08. A pressão média da artéria pulmonar foi de 36,4% ± 13,35, com HAP grave pré-operatória em 24 (22,4%) pacientes. O ventrículo esquerdo estava dilatado em 19 pacientes (17,9%), enquanto que a dilatação do ventrículo direito foi encontrada em sete pacientes (6,6%).

A doença valvar aórtica predominou em 85 pacientes (80,1%). A doença valvar mitral foi observada em 22 casos (20,7%). O envolvimento tricúspide foi descrito em 10 pacientes (9,4%). A maioria dos pacientes apresentava doença valvar única (84,9%). Dezasseis doentes apresentavam doença valvular dupla (15%) e nenhum doente apresentava doença valvular tripla.

A angiografia coronária pré-operatória foi utilizada para diagnosticar lesões coronárias significativas em 21 doentes, dos quais 11 (10,4%) foram submetidos a cirurgia de bypass coronário em simultâneo com a cirurgia valvular.

A mortalidade média prevista dos doentes de acordo com o Euroscore II foi de 2,69% ± 1,17.

23 doentes foram submetidos a cirurgia de urgência (21,7%). As circunstâncias que justificaram a cirurgia de urgência foram numerosas e geralmente relacionadas com uma complicação. Estas foram ou insuficiência cardíaca, na sequência de um episódio sincopal ou acidente embólico, ou relacionadas com disfunção da prótese.

Todos os doentes foram submetidos a cirurgia de bypass com clampagem aórtica. A substituição da válvula aórtica foi efectuada na maioria dos doentes (81%), a substituição da válvula mitral em 26 doentes (24,5%) e a substituição da válvula tricúspide em 10 doentes (9,4%).

A duração média da cirurgia de bypass foi de 100,83 ± 33 minutos e a duração média do pinçamento aórtico foi de 74,94 ± 41,45 minutos.

Não foram utilizados fármacos vasoactivos no final do bypass em 16 doentes (15%). No entanto, 53 doentes necessitaram de catecolaminas em baixa dose no final da cirurgia de bypass (50%), enquanto 37 doentes (35%) necessitaram de catecolaminas em alta dose.

Dos 106 pacientes operados, 9 (8,4%) desenvolveram problemas de condução no intra-operatório. Seis mortes intra-operatórias foram registadas como resultado de uma saída impossível da circulação extracorporal (5,6%).

O tempo médio de extubação foi de 11 ± 33 horas.

O tempo médio de permanência nos cuidados intensivos foi de 5 ± 6 dias. O tempo total de hospitalização foi de 12 ± 11 dias.

29 doentes foram desmamados dos fármacos vasoactivos no bloco operatório (27%). O desmame dos doentes foi fácil com doses baixas de catecolaminas em 40,6% dos casos e difícil em 23,6% dos casos.

Dos 100 doentes operados, 24 desenvolveram hemorragia pós-operatória, 16 dos quais (16%) foram submetidos a nova cirurgia para controlo da hemostase.

eme18 doentes (18%) que estavam em ritmo sinusal antes da operação entraram em fibrilhação auricular no pós-operatório, e sete doentes (7%) que não tinham problemas de condução no pré-operatório desenvolveram bloqueio atrioventricular (BAV) 3 no pós-operatório. emeDois doentes foram equipados com dispositivos para o bloqueio auricular de 3 graus definitivo, enquanto os distúrbios de condução regrediram nos outros cinco.

No pós-operatório, registámos 54% de pneumopatias infecciosas, 17% de lesão pulmonar aguda, 11% de tamponamento pós-operatório, 1% de enfarte do miocárdio e 9% de mediastinite.

Dos 100 doentes operados, foram observados quatro casos de endocardite precoce no pós-operatório (4%), incluindo um doente com endocardite pré-operatória numa válvula nativa.

Observamos uma única trombose obstrutiva intermitente em uma prótese mitral após a interrupção do tratamento antiagregante e anticoagulante dois meses após a cirurgia.

Na nossa série, 21 mortes precoces ocorreram durante o período pós-operatório, o que corresponde a uma taxa de mortalidade pós-operatória de 19,8%, elevando o número total de mortes para 27 doentes e uma taxa de mortalidade hospitalar de 25,4%.

As causas de morte pós-operatória foram choque sético relacionado com pneumonite infecciosa em 10 casos (9,4%), endocardite infecciosa em 3 casos (3%), enfarte do miocárdio num doente, tamponamento pós-operatório em 6 doentes (5%) e choque cardiogénico num doente (1%).

Dos 100 doentes que sobreviveram ao período hospitalar, 66% foram contactados e acompanhados clinicamente. O tempo médio de seguimento desde a última consulta foi de 54,5 meses (6 meses - 70 meses).

Verificámos que a dispneia desapareceu em 56 doentes (84,8%) e melhorou em outros oito (12,1%), passando do estádio III do NHYA para o estádio II.

Os doentes que tiveram síncope no pré-operatório não tiveram episódios de síncope após a operação. Dois pacientes (3%) que apresentaram descompensação cardíaca no pré-operatório mantiveram sinais de insuficiência cardíaca.

Todos os doentes contactados foram acompanhados por ecocardiograma. O tempo decorrido entre a cirurgia e a ecocardiografia variou de seis a 66 meses.

O ecocardiograma de seguimento revelou um bom perfil hemodinâmico das bioproteses implantadas em 90,9% dos casos. Quatro pacientes apresentaram bioprótese estenosada (6%) e outros dois apresentaram prótese com vazamento (3%).

Verificámos uma melhoria da hipertensão arterial pulmonar em 24 doentes (36,6%), três dos quais apresentavam HAP grave pré-operatória que variava entre 65 e 80 mmHg e passou para valores entre 25 e 40.

A FE no controlo foi de 52 ± 0,08%.

34 pacientes (51,5%) mantiveram a HVE no exame ultrassonográfico, enquanto 11 pacientes (16,6%) com HVE pré-operatória não a mantiveram.

Apenas uma morte tardia foi comunicada pela família, sem causa definida.

Os seguintes factores foram preditivos de mortalidade: administração de catecolaminas em altas doses com um p de 0,042 e um OR de 85,8, complicações pulmonares com um p de 0,042 e um OR de 85,8, cirurgia valvular realizada em contexto de urgência (p= 0,011; OR= 3,66), tempos operatórios prolongados (p= 0,016) e tamponamento (p=0,016; OR= 6,2).

Os nossos trabalhos têm demonstrado as inúmeras vantagens das bioproteses em relação às próteses mecânicas, nomeadamente oferecendo aos doentes que recebem uma válvula biológica uma qualidade de vida comparável à dos indivíduos não operados. O risco de reoperação deixou de ser um problema para os doentes na escolha de uma bioprótese, dada a maior longevidade associada aos constantes avanços das técnicas percutâneas.

Uma prótese biológica pode sofrer trombose e infeção, mas em menor grau do que uma prótese mecânica. O quadro clínico é frequentemente bem tolerado e a gestão pode limitar-se à otimização do tratamento médico.

A principal limitação do nosso trabalho continua a ser o seu carácter retrospetivo e o momento em que o estudo foi realizado, que coincidiu com o período anterior à revisão das últimas recomendações. Por outro lado, o nosso estudo é um primeiro passo para a realização de um trabalho semelhante numa população mais jovem e com maior número de efectivos. Isto permitirá estudar melhor a evolução a longo prazo das bioproteses cardíacas e dispor de mais dados com vista à uniformização na seleção do tipo de prótese nos vários serviços de cirurgia cardiovascular da Tunísia.

REFERÊNCIAS

1. Siddiqui RF, Abraham JR, Butany J. Bioprosthetic heart valves: modes of failure. Histopathology. 2009 Aug;55(2):135-44.

2. Ribeiro GS, Tartof SY, Oliveira DS, Guedes AS, Reis MG, Riley LW, et al. Cirurgia para doença cardíaca valvular: um estudo de base populacional em um centro urbano brasileiro.PLoS One. 2012 May;7(5):e37855.

3. Russo M, Taramasso M, Guidotti A, Pozzoli A, Nietilspach F, Von Segesser L, et al. A evolução das válvulas cirúrgicas. Cardiovasc Med. 2017 Dec;20(12):285-92.

4. Vahanian A, Beyersdorf F, Praz F, Milojevic M, Baldus S, Bauersachs J, et al. 2021 Orientações ESC/EACTS para a gestão da doença cardíaca valvular. Eur Heart J. 2022 Fev;43(7):561-632.

5. Bartus K, Litwinowicz R, Sadowski J, Filip G, Kowalewski M, Suwalski P, et al. Válvulas cardíacas bioprotéticas ou mecânicas: escolha de prótese para pacientes limítrofes? Resultados de 9.616 casos registados no registo nacional polaco de cirurgia cardíaca. J Thorac Dis. 2020 Oct;12(10):5869-78.

6. Jougon J, Delcambre F, Velly JF. Abordagens cirúrgicas anteriores ao tórax. EMC - Techniques chirurgicales - Thorax 2006;1(1):1-20 [Artigo 42-210]

7. Pezzella AT, Effler DB, Levy IE. Abordagens operatórias do átrio esquerdo e do aparelho valvular mitral. Tex Heart Inst J. 1983 Jun;10(2):119-23.

8. Anger J, Dantas DC, Arnoni RT, Farsky PS. Uma nova classificação da deiscência pós-esternotomia. Rev Bras Cir Cardiovasc. 2015 Jan;30(1):114-8.

9. Kueri SA, Kari F, Ayala Fuentes R, Sievers HH, Beyersdorf F, Bothe W. O uso de válvulas cardíacas biológicas. Dtsch Arztebl Int. 2019 Jun;116(25):423-30.

10. Butany J, Ahluwalia MS, Fayet C, Munroe C, Blit P, Ahn C. Válvula de Hufnagel: a primeira válvula mecânica protética. Cardiovasc Pathol. 2002 Nov;11(6):351-3.

11. Starr A. A válvula starr-edwards. J Am Coll Cardiol. 1985 Oct;6(4):899-903.

12. Jassal DS, Miller R, Johnstone DE, Hirsch G. Válvula mitral de Beall. Can J Cardiol. 2003 Nov;19(12):1445.

13. Bjork VO, Lindblom D. A válvula cardíaca monostrut bjork-shiley. J Am Coll Cardiol. 1985 Nov;6(5):1142-8.

14. Czer LS, Chaux A, Matloff JM, DeRobertis MA, Nessim SA, Scarlata D, et al. Experiência de dez anos com a válvula médica St. Jude para substituição primária da válvula. J Thorac Cardiovasc Surg. 1990 Jul;100(1):44-54.

15. Copeland JG. A válvula cardíaca protética TheCarboMedics: uma prótese bileaflet de segunda geração. Semin Thorac Cardiovasc Surg. 1996 Jul;8(3):237-41.

16. Ross DN. Substituição da válvula aórtica por homoenxerto. Lancet. 1962 Sep;2(7254):487.

17. O'Brien MF, Clareborough JK. Substituição da válvula aórtica por heteroenxerto. Lancet. 1967 Abr;1(7496):929-30.

18. Carpentier A, Lemaigre G, Robert L, Carpentier S, Dubost C. Biological factors affecting long-term results of valvular heterografts. J Thorac Cardiovasc Surg. 1969 Oct;58(4):467-83.

19. Chaikof EL. The development of prosthetic heart valveslessons in form and function. N Engl J Med. 2007 Oct;357(14):1368-71.

20. Ionescu MI, Pakrashi BC, Holden MP, Mary DA, Wooler GH. Results of aortic valve replacement with frame-supported fascia lata and pericardial grafts. J Thorac Cardiovasc Surg. 1972 Sep;64(3):340-53.

21. Gott JP, Girardot MN, Girardot JM, Hall JD, Whitlark JD, Horsley WS, et al. Refinamento

da técnica de anticalcificação da válvula bioprotética de ácido alfa-aminoleico. Ann Thorac Surg. 1997 Jul;64(1):50-8.

22. Athanasiou T, Cherian A, Ross D. O procedimento ross II: auto-enxerto pulmonar em posição mitral. Ann Thorac Surg. 2004 Oct;78(4):1489-95.

23. Nappi F, Al Attar N, Spadaccio C, Chello M, Lusini M, Acar C. Homoenxerto de válvula aórtica: 10 anos de experiência. Surg Technol Int. 2014 Mar;24:265-72.

24. Bleiziffer S, Eichinger WB, Hettich IM, Ruzicka D, Badiu CC, Guenzinger R, et al. Caracterização hemodinâmica da bioprótese pericárdica sorin mitroflow em repouso e exercício. J Heart Valve Dis. 2009 Jan;18(1):95-100.

25. Malvindi PG, Kattach H, Luthra S, Ohri S. Modos de falha da prótese valvular aórtica trifecta. Interact Cardiovasc Thorac Surg. 2022 Jul;35(2): ivac086.

26. Fann JI, Miller DC. Válvulas porcinas: próteses aórticas de hancock e carpentier-edwards. Semin Thorac Cardiovasc Surg. 1996 Jul;8(3):259-68.

27. Maitland A, Hirsch GM, Pascoe EA. Jude medical epic supra aortic stented valve. J Heart Valve Dis. 2011 May;20(3):327-31.

28. Tamagnini G, Bourguignon T, Rega F, Verbrugghe P, Lamberigts M, Langenaeken T, et al. Perfil do dispositivo da válvula inspiris resilia para substituição da válvula aórtica: visão geral da sua segurança e eficácia. Expert Rev Med Devices. 2021 Mar;18(3):239-24.

29. Bourguignon T, Bouquiaux Stablo AL, Candolfi P, Mirza A, Loardi C, May MA, et al. Resultados a muito longo prazo da válvula perimount carpentier-edwards em posição aórtica. Ann Thorac Surg. 2015 Mar;99(3):831-7.

30. Senage T, Le Tourneau T, Foucher Y, Pattier S, Cueff C, Michel M, et al. Deterioração precoce da válvula estrutural da bioprótese aórtica mitroflow: modo, incidência e impacto no resultado numa grande coorte de pacientes. Circulation. 2014 Dec;130(23):2012-20.

31. Fukuhara S, Shiomi S, Yang B, Kim K, Bolling SF, Haft J, et al. Degeneração estrutural precoce da bioprótese trifecta. Ann Thorac Surg. 2020 Mar;109(3):720-7.

32. Wollersheim LW, Li WW, Bouma BJ, Repossini A, Van Der Meulen J, De Mol BA. Substituição da válvula aórtica com a bioprótese stentless freedom solo: uma revisão sistemática. Ann Thorac Surg. 2015 Oct;100(4):1496-504.

33. Ennker J, Meilwes M, PonsKuehnemann J, Niemann B, Grieshaber P, Ennker IC, et al. Bioprótese sem stent Freestyle para terapia de válvula aórtica: resultados clínicos de 17 anos. Asian Cardiovasc Thorac Ann. 2016 Nov;24(9):868-74.

34. Martens S, Sadowski J, Eckstein FS, Bartus K, Kapelak B, Sievers HH, et al. Experiência clínica com a bioprótese sem sutura ATS 3f Enable®. Eur J Cardiothorac Surg. 2011 Sep;40(3):749-55.

35. Aymard T, Kadner A, Walpoth N, Gober V, Englberger L, Stalder M, et al. Experiência clínica com a prótese valvular aórtica sem sutura 3f enable de segunda geração. J Thorac Cardiovasc Surg. 2010 Aug;140(2):313-6.

36. Dokollari A, Ramlawi B, Torregrossa G, Sa MP, Sicouri S, Prifti E, et al. Benefícios e armadilhas da bioprótese sem sutura perceval. Front Cardiovasc Med. 2022 Jan;8:1-11.

37. Glauber M, Miceli A, Di Bacco L. Válvulas sem sutura e de implantação rápida: técnica de implantação de A a Z - a válvula INTUITY elite. Ann Cardiothorac Surg. 2020 Sep;9(5):417-23.

38. Arribas Leal JM, Rivera Caravaca JM, Aranda Domene R, Moreno Moreno JA, Espinosa Garcia D, Jimenez Aceituna A, et al. Resultados a médio prazo de próteses aórticas de implantação rápida em doentes com anel aórtico pequeno. Interact Cardiovasc Thorac Surg. 2021 Oct;33(5):695-701.

39. Jones EL, Weintraub WS, Craver JM, Guyton RA, Cohen CL, Corrigan VE, et al. Dez anos de experiência com a válvula bioprotética porcina: inter-relação entre a sobrevivência da válvula e a sobrevivência do paciente em 1050 substituições de válvulas. Ann Thorac Surg. 1990 Mar;49(3):370-83.

40. Rodriguez Gabella T, Voisine P, Dagenais F, Mohammadi S, Perron J, Dumont E, et al. Resultados a longo prazo após o implante cirúrgico de bioprótese aórtica. J Am Coll Cardiol. 2018 Abr;71(13):1401-12.

41. Iribarne A, Leavitt BJ, Robich MP, Sardella GL, Gelb DJ, Baribeau YR, et al. Substituição da válvula aórtica por tecido versus mecânica em pacientes mais jovens: uma análise multicêntrica. J Thorac Cardiovasc Surg. 2019 Dec;158(6):1529-38.

42. Alperi A, Hernandez Vaquero D, Pascual I, Diaz R, Silva I, AlvarezCabo R, et al. Substituição da válvula aórtica em pacientes jovens: a prótese biológica deve ser recomendada em vez da mecânica? Ann Transl Med. 2018 maio;6(10):183.

43. Johnston DR, Soltesz EG, Vakil N, Rajeswaran J, Roselli EE, Sabik JF, et al. Long-term durability of bioprosthetic aortic valves: implications from 12,569 implants. Ann Thorac Surg. 2015 Apr;99(4):1239-47.

44. He S, Deng H, Jiang J, Liu F, Liao H, Xue Y, et al. A epidemiologia em evolução de idosos com doença cardíaca valvular degenerativa: o estudo do coração de Guangzhou (China). Biomed Res Int. 2021 Abr;2021:1-8.

45. Ruel M, Kulik A, Lam BK, Rubens FD, Hendry PJ, Masters RG, et al. Resultados a longo prazo da substituição de válvulas com próteses modernas em adultos jovens. Eur J Cardiothorac Surg. 2005 Mar;27(3):425-33

46. Badduke BR, Jamieson WR, Miyagishima RT, Munro AI, Gerein AN, MacNab J, et al. Gravidez e maternidade numa população com próteses valvulares biológicas. J Thorac Cardiovasc Surg. 1991 Aug;102(2):179-86.

47. Hong ZN, Huang JS, Huang LQ, Cao H, Chen Q. O efeito do ruído da válvula na qualidade de vida dos pacientes após a substituição mecânica da válvula mitral numa população chinesa. J Cardiothorac Surg. 2019 Jul;14(1):137-43.

48. Molina JE, Lew RL, Hyland KJ. Deiscência esternal pós-operatória em pacientes obesos: incidência e prevenção. Ann Thorac Surg. 2004 Sep;78(3):912-7.

49. Nguyen QS, Choi C, Khoche S. Obesidade e suas implicações para pacientes de cirurgia cardíaca. Int Anesthesiol Clin. 2020 Oct;58(3):34-40.

50. Vaduganathan M, Lee R, Beckham AJ, Andrei AC, Lapin B, Stone NJ, et al. Relação do índice de massa corporal com a sobrevivência tardia após cirurgia cardíaca valvular. Am J Cardiol. 2012 Dec;110(11):1667-78.

51. Huang PL. Uma definição abrangente da síndrome metabólica. Dis Model Mech. 2009 May;2(5-6):231-7.

52. Mathieu P. Abdominal obesity and the metabolic syndrome: a surgeon's perspective. Can J Cardiol. 2008 Sep;24 Suppl 4:19-23.

53. Briand M, Pibarot P, Despres JP, Voisine P, Dumesnil JG, Dagenais F, et al. Metabolic syndrome is associated with faster degeneration of bioprosthetic valves. Circulation. 2006 Jul;114 Suppl 1:512-7.

54. Alta Autoridade de Saúde. Guide du parcours de soins - Maladie renale chronique de I'adulte (MRC) [Em linha]. Out. 2023 [Acedido em 24 Set. 2023]. Disponível em URL: https://www.has-sante.fr/jcms/p_3288950/fr/guide-du-parcours-de-soins-maladie-   renale-chronique-de-I'-adulte-mrc

55. Schoen FJ, Golomb G, Levy RJ. Calcification of bioprosthetic heart valves: a perspective

on models. J Heart Valve Dis. 1992 Sep;1(1):110-4.

56. Zhibing Q, Xin C, Ming X, Lele L, YingSJ, LiMW. A bioprótese deve ser considerada a válvula de escolha para pacientes dependentes de diálise? J Cardiothorac Surg. 2013 Mar;8:42.

57. Kumar RK, Tandon R. Rheumatic fever & rheumatic heart disease: the last 50 years. Indian J Med Res. 2013 Apr;137(4):643-58.

58. Nashef SM, Roques F, Sharples LD, Nilsson J, Smith C, Goldstone AR, et al. EuroSCORE II. Eur J Cardiothorac Surg. 2012 Apr;41(4):734-44.

59. Casalino R, Tarasoutchi F, Spina G, Katz M, Bacelar A, Sampaio R, et al. Modelos EuroSCORE em uma coorte de pacientes com doença cardíaca valvular e alta prevalência de febre reumática submetidos a procedimentos cirúrgicos. PLoS One. 2015 Feb;10(2):e0118357.

60. Czub P, Cacko A, Gawalko M, Tataj E, Polinski J, Pawlik K, et al. Avaliação de risco perioperatório com Euroscore e Euroscore II em pacientes com doença arterial coronariana ou valvular. Medicine. 2018 Dec;97(50):e13572.

61. Boudoulas H. Etiologia da doença cardíaca valvular. Expert Rev Cardiovasc Ther. 2003 Nov;1(4):523-32.

62. Habib G, Lancellotti P, Antunes MJ, Bongiorni MG, Casalta JP, Del Zotti F, et al. 2015 ESC guidelines for the management of infective endocarditis: the task force for the management of infective endocarditis of the European society of cardiology (ESC). Endossado por: Associação Europeia de Cirurgia Cardio-Torácica (EACTS), Associação Europeia de Medicina Nuclear (EANM). Eur Heart J. 2015 Nov;36(44):3075-128.

63. Hoffman JIE, Kaplan S. The incidence of congenital heart disease. J Am Coll Cardiol. 2002 Jun;39(12):1890-900.

64. Verma R, Cohen G, Colbert J, Fedak PM. Aortopatia associada à válvula aórtica bicúspide: atualização das diretrizes de 2022. Curr Opin Cardiol. 2023 Mar;38(2):61-7.

65. Melnitchouk SI, Seeburger J, Kaeding AF, Misfeld M, Mohr FW, Borger MA. Doença da válvula mitral de Barlow: resultados de abordagens de reparação convencionais e minimamente invasivas. Ann Cardiothorac Surg. 2013 Nov;2(6):768-73.

66. Park SJ, Enriquez Sarano M, Chang SA, Choi JO, Lee SC, Park SW, et al. Padrões hemodinâmicos para apresentações sintomáticas de estenose aórtica grave. JACC Cardiovasc Imaging. 2013 Feb;6(2):137-46.

67. Goliasch G, Kammerlander AA, Nitsche C, Dona C, Schachner L, Ozturk B, et al. Síncope: a ameaça subestimada na estenose aórtica grave. JACC Cardiovasc Imaging. 2019 Feb;12(2):225-32.

68. Fan Y, Pui Wai Lee A. Doença valvular e insuficiência cardíaca com fração de ejeção preservada. Heart Fail Clin. 2021 Jul;17(3):387-95.

69. Messe SR, Acker MA, Kasner SE, Fanning M, Giovannetti T, Ratcliffe SJ, et al. Acidente vascular cerebral após cirurgia da válvula aórtica. Circulation. 2014 Jun;129(22):2253-61.

70. Chua YL, Schaff HV, Orszulak TA, Morris JJ. Resultado da reparação da válvula mitral em pacientes com fibrilhação auricular pré-operatória: deve o procedimento do labirinto ser combinado com a valvuloplastia mitral? J Thorac Cardiovasc Surg. 1994 Feb;107(2):408-15.

71. Haq IU, Haq I, Griffin B, Xu B. Imagem para avaliar suspeita de endocardite infecciosa. Cleve Clin J Med. 2021 Mar;88(3):163-72.

72. Chen JJ, Manning MA, Frazier AA, Jeudy J, White CS. CT angiography of the cardiac valves: normal, diseased, and postperative appearances. Radiographics. 2009 Sep;29(5):1393-412.

73. Chenot F, Montant P, Goffinet C, Pasquet A, Vancraeynest D, Coche E, et al. Avaliação da abertura anatómica da válvula e da morfologia dos folhetos em bioproteses valvulares aórticas utilizando TC multidetectores: comparação com ecocardiografia transtorácica. Radiology. 2010 May;255(2):377-85.

74. Muthialu N, Varma SK, Ramanathan S, Padmanabhan C, Rao KM, Srinivasan M. Effect of chordal preservation on left ventricular function. Asian Cardiovasc Thorac Ann. 2005 Sep;13(3):233-7.

75. Anselmi A, Ruggieri VG, Harmouche M, Flecher E, Corbineau H, Langanay T, et al. Avaliação dos resultados a longo prazo da substituição da válvula tricúspide na perspetiva atual. Ann Thorac Surg. 2016 Mar;101(3):863-71.

76. Elmistekawy E, Mesana TG. Operações da válvula tricúspide. Em: Sellke FW, Ruel M, eds Atlas de técnicas cirúrgicas cardíacas (segunda edição). Paris: Elsevier; 2019. p. 384-406.

77. Puvimanasinghe JA, Takkenberg JM, Eijkemans MC, Steyerberg EW, Van Herwerden LA, Grunkemeier GL, et al. Escolha de uma válvula mecânica ou de uma bioprótese para AVR: a CABG é importante? Eur J Cardiothorac Surg. 2003 May;23(5):688-95.

78. De Freitas Campos Guimaraes L, Urena M, Wijeysundera HC, Munoz Garcia A, Serra V, Benitez LM, et al. Long-term outcomes after transcatheter aortic valve-in-valve replacement. Circ Cardiovasc Interv. 2018 Sep;11(9):e007038.

79. Ibrahim KS, Kheirallah KA, Mayyas FA, Alwaqfi NR, Alawami MH, Aljarrah QM. Predictors of short-term mortality after rheumatic heart valve surgery: a single-center retrospective study. Ann Med Surg. 2021 Jan;62:395-401.

80. Landes U, Sathananthan J, Witberg G, De Backer O, Sondergaard L, Abdel Wahab M, et al. Substituição transcateter de bioproteses de válvula aórtica transcateter versus implantadas cirurgicamente. J Am Coll Cardiol. 2021 Jan;77(1):1-14.

81. Ferreira R, Rua N, Sena A, Velho TR, Goncalves J, Junqueira N, et al. Bioprótese sem sutura para substituição da válvula aórtica: resultados cirúrgicos e clínicos. J Card Surg. 2022 Dec;37(12):4774-82.

82. Ramsaransing K, Hindori V, Kougioumtzoglou A, Kaya A, Verbeek E. Substituição da válvula aórtica sem sutura minimamente invasiva com a bioprótese perceval S através de miniesternotomia: uma experiência de centro único. Cureus. 2020 Oct;12(10):e11212.

83. Shrestha M, Maeding I, Hoffler K, Koigeldiyev N, Marsch G, Siemeni T, et al. Substituição da válvula aórtica em doentes geriátricos com raízes aórticas pequenas: serão as válvulas sem sutura o futuro? Interact Cardiovasc Thorac Surg. 2013 Nov;17(5):778-82.

84. Guner Y, Qi^ek A, Karacalilar M, Ersoy B, Kyaruzi M, Onan B. Comparação dos resultados pós-operatórios da substituição da válvula aórtica bioprotética sem sutura versus com stent. Braz J Cardiovasc Surg. 2022 May;37(3):328-34.

85. Fang ZA, Navaei AH, Hensch L, Hui SR, Teruya J. Manejo hemostático de circuitos extracorpóreos, incluindo circulação extracorpórea e oxigenação por membrana extracorpórea. Semin Thromb Hemost. 2020 Feb;46(1):62-72.

86. Kristensen KL, Rauer LJ, Mortensen PE, Kjeldsen BJ. Reoperação por sangramento em cirurgia cardíaca. Interact Cardiovasc Thorac Surg. 2012 Jun;14(6):709-13.

87. Canadyova J, Zmeko D, Mokracek A. Reexploração por hemorragia ou tamponamento após operação cardíaca. Interact Cardiovasc Thorac Surg. 2012 Jun;14(6):704-7.

88. Kuvin JT, Harati NA, Pandian NG, Bojar RM, Khabbaz KR. Tamponamento cardíaco pós-operatório na era cirúrgica moderna. Ann Thorac Surg. 2002 Oct;74(4):1148-53.

89. Uzun K, Gunaydin ZY, Tataroglu C, Bektaş O. O papel preventivo da janela posterior do pericárdio no desenvolvimento de tamponamento cardíaco tardio após cirurgia valvar

cardíaca. Interact Cardiovasc Thorac Surg. 2016 May;22(5):641-6.

90. Lagier D, Fischer F, Fornier W, Huynh TM, Cholley B, Guinard B, et al. Efeito das estratégias de ventilação perioperatória de pulmão aberto versus convencional nas complicações pulmonares pós-operatórias após cirurgia cardíaca com bomba: o ensaio clínico randomizado PROVECS. Intensive Care Med. 2019 Oct;45(10):1401-12.

91. Kollef MH, Sharpless L, Vlasnik J, Pasque C, Murphy D, Fraser VJ. The impact of nosocomial infections on patient outcomes following cardiac surgery (O impacto das infecções nosocomiais nos resultados dos pacientes após cirurgia cardíaca). Chest. 1997 Sep;112(3):666-75.

92. Xiao P, Song W, Han Z. Caraterísticas da infeção pulmonar após o reparo da válvula mitral em pacientes com síndrome metabólica e sua relação com pressão arterial, glicose no sangue e lipídios no sangue. Exp Ther Med. 2018 Dec;16(6):5003-8.

93. Riera M, Ibanez J, Herrero J, De Ibarra J, Ennquez F, Campillo C, et al. Infecções do trato respiratório após cirurgia cardíaca: impacto na morbilidade e mortalidade hospitalar. J Cardiovasc Surg. 2010 Dec;51(6):907-14.

94. Filardo G, Hamilton C, Hamman B, Hebeler RF, Adams J, Grayburn P. New-onset postoperative atrial fibrillation and long-term survival after aortic valve replacement surgery. Ann Thorac Surg. 2010 Aug;90(2):474-9.

95. Kalra R, Patel N, Doshi R, Arora G, Arora P. Avaliação da incidência de fibrilação atrial de novo início após a substituição da válvula aórtica. JAMA Intern Med. 2019 Ago;179(8):1122-30.

96. Bjorn R, Nissinen M, Lehto J, Malmberg M, Yannopoulos F, Airaksinen KJ, et al. Late incidence and recurrence of new-onset atrial fibrillation after isolated surgical aortic valve replacement. J Thorac Cardiovasc Surg. 2022 Dec;164(6):1833-43.

97. Merin O, Ilan M, Oren A, Fink D, Deeb M, Bitran D, et al. Permanent pacemaker implantation following cardiac surgery: indications and long-term follow-up. Pacing Clin Electrophysiol. 2009 Jan;32(1):7-12.

98. Ferrari ADL, Sussenbach CP, Guaragna JC, Piccoli JE, Gazzoni GF, Ferreira DK, et al. Bloqueio atrioventricular no pós-operatório de cirurgia cardi'aca valvar: incidência, fatores de risco e evolução hospitalar. Rev Bras Cir Cardiovasc. 2011 Jul;26(3):364-72.

99. Viles Gonzalez JF, Enriquez AD, Castillo JG, Coffey JO, Pastori L, Reddy VY, et al. Incidência, preditores e evolução de distúrbios de condução e arritmias atriais após a reparação da válvula mitral contemporânea. Cardiol J. 2014;21(5):569-75.

100. Elahi M, Usmaan K. O tipo e o tamanho da bioprótese influenciam a incidência pós-operatória de implante de marcapasso permanente em pacientes submetidos à cirurgia da válvula aórtica. J Interv Card Electrophysiol. 2006 Mar;15(2):113-8.

101. Gaudino M, Dangas GD, Angiolillo DJ, Brodt J, Chikwe J, DeAnda A, et al. Considerações sobre o manejo da isquemia aguda pós-operatória após cirurgia cardíaca: uma declaração científica da American heart association. Circulation. 2023 Aug;148(5):442-54.

102. Wang A, Fosb0l EL. Recomendações actuais e incertezas para o tratamento cirúrgico da endocardite infecciosa: uma comparação das diretrizes cardiovasculares americanas e europeias. Eur Heart J. 2022 maio;43(17):1617-25.

103. Nagpal A, Sohail MR, Steckelberg JM. Prosthetic valve endocarditis: state of the heart. J Clin Invest. 2012 Jul;2(8):803-17.

104. Stassano P, Di Tommaso L, Monaco M, Iorio F, Pepino P, Spampinato N, et al. Aortic valve replacement: a prospective randomized evaluation of mechanical versus biological

valves in patients ages 55 to 70 years. J Am Coll Cardiol. 2009 Nov;54(20):1862-8.

105. Egbe AC, Connolly HM, Pellikka PA, Schaff HV, Hanna R, Maleszewski JJ, et al. Outcomes of warfarin therapy for bioprosthetic valve thrombosis of cirurgically implanted valves: a prospective study. JACC Cardiovasc Interv. 2017 Feb;10(4):379-87.

106. Oliver JM, Gallego P, Gonzalez A, Dominguez FJ, Gamallo C, Mesa JM. Trombose da válvula mitral bioprotética: perfil clínico, caraterísticas ecocardiográficas transesofágicas e seguimento após terapia anticoagulante. J Am Soc Echocardiogr. 1996 Sep;9(5):691-9.

107. Dvir D, Bourguignon T, Otto CM, Hahn RT, Rosenhek R, Webb JG, et al. Definição padronizada de degeneração estrutural da válvula para válvulas aórticas bioprotéticas cirúrgicas e transcateter. Circulation. 2018 Jan;137(4):388-99.

108. Cote N, Pibarot P, Clavel MA. Incidência, factores de risco, impacto clínico e gestão da degeneração da válvula estrutural da bioprótese. Curr Opin Cardiol. 2017 Mar;32(2):123-29.

109. Belluschi I, Buzzatti N, Castiglioni A, De Bonis M, Maisano F, Alfieri O. Disfunção da válvula bioprotética aórtica e mitral: soluções cirúrgicas ou percutâneas? Eur Heart J Suppl. 2021 Oct;23 Suppl 2:6-12.

110. Guenzinger R, Fiegl K, Wottke M, Lange RS. Vinte e sete anos de experiência com a bioprótese biocor da St. Jude medical na posição aórtica. Ann Thorac Surg. 2015 Dec;100(6):2220-6.

111. Neville PH, Aupart MR, Diemont FF, Sirinelli AL, Lemoine EM, Marchand MA. Bioprótese de pericárdio Carpentier-Edwards em posição aórtica ou mitral: uma experiência de 12 anos. Ann Thorac Surg. 1998 Dec;66 Suppl 6:S143-7.

112. Raghav V, Okafor I, Quach M, Dang L, Marquez S, Yoganathan AP. Long-term durability of carpentier-edwards magna ease valve: a one billion cycle in vitro study. Ann Thorac Surg. 2016 May;101(5):1759-65.

113. Ruiz CE, Jelnin V, Kronzon I, Dudiy Y, Del ValleFernandez R, Einhorn BN, et al. Resultados clínicos em pacientes submetidos a fechamento percutâneo de vazamentos paravalvares periprotéticos. J Am Coll Cardiol. 2011 Nov;58(21):2210-7.

114. W^sowicz M, Meineri M, Djaiani G, Mitsakakis N, Hegazi N, Xu W, et al. Early complications and immediate postoperative outcomes of paravalvular leaks after valve replacement surgery. J Cardiothorac Vasc Anesth. 2011 Aug;25(4):610-4.

115. Allen KB, Chhatriwalla AK, Saxon JT, Huded CP, Sathananthan J, Nguyen TC, et al. Fratura de válvula bioprotésica: um guia prático. Ann Cardiothorac Surg. 2021 Sep;10(5):564-70.

116. Asimakopoulos G, Edwards MB, Taylor KM. Substituição da válvula aórtica em pacientes com 80 anos de idade ou mais. Circulation. 1997 Nov;96(10):3403-8.

117. Suri RM, Thourani VH, Englum BR, Rankin JS, Badhwar V, Svensson LG, et al. O papel em expansão da reparação da válvula mitral em operações de válvula tripla: resultados norte-americanos contemporâneos em 8.021 pacientes. Ann Thorac Surg. 2014 May;97(5):1513-9.

Apêndice 1: Formulário de recolha de dados

- Número do ficheiro :
- Nome completo do doente :
- Número de telefone :
- Serviço de origem :
- Género: 0. masculino 1. Feminino
- Idade: Peso: Altura: IMC :

Tratamento em curso :

- Aspérgico: 0.sim 1.não
- Insulina: 0.sim 1.não

Historial médico:

- Febre reumática: 0.sim l.não
- Diabetes: S.sim l.não
- Tabaco: S.sim l.não
- HTA: S.sim l.não
- Dislipidemia: S.sim l.não
- Doença da artéria coronária: O.sim l.não Se sim: Medicamento: O.sim l.não Stent O.sim l.não
- Endocardite: S.sim l.não
- DPOC O.sim l.não
- Acidente vascular cerebral O.sim l.não
- Insuficiência renal crónica : S.sim l.não, Creat : Hemodiálise : S.sim l.não

Cirurgia anterior :

- Cirurgia cardíaca: S.sim l.não se sim Cirurgia de bypass: S.sim l.não
- Rvao : Sim, sim e não
- RVM: S.sim l.não
- CMCF: S.sim l.não

Euroscore :

Contexto de emergência: S.sim l.não

Tempos de resposta :

Etiologias :

- Reumático: S.sim l.não
- Degenerativa: S.sim l.não
- Endocardite: S.sim l.não
- Libman-sacks : S.sim l.não
- Bicuspididade: S.sim l.não
- Doença cardíaca hipertensiva: S.sim l.não
- Doença de Barlow: S.sim l.não

Dados clínicos :

- Dispneia: S.sim l.não se sim NYHA :
- Insuficiência cardíaca direita: S.sim l.não
- Insuficiência cardíaca esquerda: S.sim l.não
- Síncope e equivalente: S.sim l.não
- Dor no peito: S.sim l.não
- Embolia: S.sim l.não

Dados paraclínicos :

Radiografia do tórax :

- Cardiomegalia: S.sim l.não
- Sobrecarga da bobina: Y.sim l.não
- Contorno duplo: S.sim l.não

ECG :

- FA: S.sim l.não
- Perturbação da condução: S.sim l.não
- Perturbação da repolarização: S.sim l.não

Angiografia coronária :

- Lesão significativa: S.sim l.não
- Intervenção (bypass associado): S.sim l.não

ETSA :

Lesão significativa: S.sim l.não

Ecocardiografia :

- FE: PAPS :
- HVG: S.sim l.não
- Dilatação do VE: S.sim l.não
- Dilatação da VD: S.sim l.não
- Válvula aórtica: S.sim l.não se sim Superfície aórtica :
- Estreitamento da aorta: S.sim l.não Gradiente médio :
- Insuficiência aórtica: S.sim l.não
- Válvula mitral: S.sim l.não
- Se sim Estreitamento mitral: S.sim l.não Superfície mitral :
- Gradiente médio :
- Insuficiência mitral: S.sim l.não
- Prolapso: S.sim l.não
- Insuficiência tricúspide: S.sim l.não

Lesões valvulares associadas:

- Vegetação: S.sim l.não
- Abces : 0.sim 1.não
- Trombo: 0.sim 1.não

Gestão intra-operatória :

- Tempo de fixação :
- Hora CEC :
- Catecolaminas: Sem catecolaminas: S.sim l.não
- Dose baixa: S.sim l.não
- Dose elevada: S.sim l.não
- Abordagem: Esternotomia mediana vertical: S.sim l.não Miniesternotomia: S.sim l.não

Acções realizadas :

- Substituição da válvula mitral: Y.sim l.não Tamanho: Marca :
- Substituição da válvula aórtica: Y.sim l.não Tamanho: Marca :
- Gesto tricúspide: Substituição: Y.sim l.não Anuloplastia: Y.sim l.não Tamanho: Marca :
- Morte na mesa: S.sim l.não

Reanimação :

- Tempo de permanência nos cuidados intensivos :
- Tempo de intubação :

- Antibióticos: S.sim l.não
- Anticoagulação: Curativa: S.sim l.não Preventiva: S.sim l.não

Complicações cardíacas :

- ACFA : S.sim l.não BAV : S.sim l.não Pace : S.sim l.não Pico hipertensivo : S.sim l.não
- Endocardite infecciosa: S.sim l.não Trombose valvular: S.sim l.não Enfarte do miocárdio: S.sim l.não
- Tamponamento: S.sim l.não

Complicações pulmonares :

- Infeção: S.sim l.não
- Doença pulmonar aguda: S.sim l.não

Outras complicações:

- Hemorragia pós-operatória: S.sim l.não Recuperação: S.sim l.não
- Acidente vascular cerebral: S.sim l.não
- Mediastinite: 0.sim l.não
- Duração da estadia :

Resultados remotos :

Clínica :

- Dispneia: S.sim l.não
- Insuficiência cardíaca: S.sim l.não
- Síncope: S.sim l.não
- Dor no peito: S.sim l.não

ECG :

- FA: S.sim l.não
- BAV: S.sim l.não Marca-passo: S.sim l.não
- Perturbação da repolarização: S.sim l.não

Ecografia pós-operatória :

- Controlo por ultra-sons: S.sim l.não EF: PAPS: HVE: S.sim l.não
- Dilatação da VD: S.sim l.não
- Trombo intracavitário: S.sim l.não
- Perfil da válvula preservado : O.sim l.não
- Prótese com fugas : O.sim l.não
- Prótese estenosante : S.sim l.não

Mortalidade :

- Morte na mesa de operações: S.sim l.não
- Morte no prazo de 30 dias: S.sim l.não
- Morte ao fim de um ano: S.sim l.não

Apêndice 2: Recomendações da EACTS para a seleção de próteses valvulares :

Recommendations	Class[a]	Level[b]
Mechanical prostheses		
A mechanical prosthesis is recommended according to the desire of the informed patient and if there are no contraindications to long-term anticoagulation.[c]	I	C
A mechanical prosthesis is recommended in patients at risk of accelerated SVD.[d]	I	C
A mechanical prosthesis should be considered in patients already on anticoagulation because of a mechanical prosthesis in another valve position.	IIa	C
A mechanical prosthesis should be considered in patients aged <60 years for prostheses in the aortic position and aged <65 years for prostheses in the mitral position.[462, 464 e]	IIa	B
A mechanical prosthesis should be considered in patients with a reasonable life expectancy for whom future redo valve surgery or TAVI (if appropriate) would be at high risk.[f]	IIa	C
A mechanical prosthesis may be considered in patients already on long-term anticoagulation due to the high risk for thromboembolism.[f]	IIb	C

Biological prostheses		
A bioprosthesis is recommended according to the desire of the informed patient.	I	C
A bioprosthesis is recommended when good-quality anticoagulation is unlikely (adherence problems, not readily available), contraindicated because of high bleeding risk (previous major bleed, comorbidities, unwillingness, adherence problems, lifestyle, occupation) and in those patients whose life expectancy is lower than the presumed durability of the bioprosthesis.[g]	I	C
A bioprosthesis is recommended in case of reoperation for mechanical valve thrombosis despite good long-term anticoagulant control.	I	C
A bioprosthesis should be considered in patients for whom there is a low likelihood and/or a low operative risk of future redo valve surgery.	IIa	C
A bioprosthesis should be considered in young women contemplating pregnancy.	IIa	C
A bioprosthesis should be considered in patients aged >65 years for a prosthesis in the aortic position or aged >70 years in a mitral position.	IIa	C
A bioprosthesis may be considered in patients already on long-term NOACs due to the high risk for thromboembolism.[466–469 f]	IIb	B

Resultados a médio e longo prazo das bioproteses valvulares: um estudo multicêntrico tunisino

Resumo

Introdução:

A utilização de bioproteses cardíacas está a aumentar constantemente. Graças às suas caraterísticas hemodinâmicas, à sua longevidade e ao facto de não necessitarem de tratamento anticoagulante, as bioproteses tornaram-se a alternativa de eleição para doentes de todas as idades.

O objetivo do estudo é analisar o perfil dos pacientes que foram submetidos à troca valvar por bioprótese, e estudar os fatores preditivos de morbidade e mortalidade.

Materiais e métodos:

Trata-se de um estudo retrospetivo, multicêntrico, descritivo e transversal realizado nos serviços de cirurgia cardiovascular do Hospital Universitário AbderrahmenMami de Ariana, do Hospital Universitário Habib Bourguiba de Sfax e do Hospital Militar de Tunes, entre setembro de 2017 e dezembro de 2021.

Resultados:

Este estudo incluiu 106 pacientes submetidos a substituição valvar com bioprótese em qualquer posição. A idade média dos pacientes incluídos no estudo foi de 68 anos, com uma variação de idade estimada em 9% entre 17 e 45 anos.

23 doentes necessitaram de cirurgia de emergência (21,7%) na sequência de uma complicação. Foram registadas seis mortes intra-operatórias.

Observamos 54% de pneumopatias infecciosas, 24% de sangramento pós-operatório, sendo que 16 necessitaram de reintervenção, 17% de edema agudo de pulmão, 11% de tamponamento pós-operatório e 9% de mediastinite. Apenas um caso de trombose obstrutiva intermitente precoce de prótese mitral foi relatado.

Durante o período pós-operatório, ocorreram 21 mortes precoces, o que representa uma taxa de mortalidade intra-hospitalar de 25,4%. Apenas uma morte tardia foi registada, de causa indeterminada.

O seguimento médio foi de 54,5 meses. O ecocardiograma de seguimento revelou um bom perfil hemodinâmico das bioproteses implantadas em 90,9% dos casos, uma bioprótese estenosante em 4 doentes (6%) e duas próteses com fugas (3%).

Identificámos os seguintes factores como preditivos de mortalidade: excesso de peso, insuficiência valvular aórtica, administração de catecolaminas, cirurgia valvular de urgência, tempo operatório prolongado e infecções pulmonares pós-operatórias.

Conclusão:

As bioproteses oferecem uma qualidade de vida satisfatória com resultados prometedores em termos de sustentabilidade e funcionalidade. No entanto, são ainda necessários mais trabalhos para estudar a evolução a longo prazo na população jovem.

Palavras-chave: cirurgia cardíaca, circulação extracorpórea, bioprótese, válvula aórtica, válvula mitral, implante de prótese valvular cardíaca. [125]

Currículo

Introdução :

A utilização de biopróteses cardíacas está a aumentar constantemente. Graças às suas caraterísticas hemodinâmicas, à sua longevidade e ao facto de não necessitarem de tratamento anticoagulante, as biopróteses tornaram-se a alternativa de eleição para doentes de todas as idades.

O objetivo deste estudo é descrever o perfil dos doentes submetidos a substituição valvular por bioprótese e investigar os factores preditivos de morbilidade e mortalidade.

Materiais e métodos :

Trata-se de um estudo retrospetivo, multicêntrico, descritivo e transversal realizado nos serviços de cirurgia cardiovascular do Hospital Universitário Abderrahmen-Mami de Ariana, do Hospital Universitário Habib Bourguiba de Sfax e do Hospital Militar de Tunes, entre setembro de 2017 e dezembro de 2021.

Resultados:

Este estudo incluiu 106 doentes submetidos a substituição valvular com bioprótese em qualquer posição. A idade média dos pacientes incluídos no estudo foi de 68 anos, com uma estimativa de 9% com idade entre 17 e 45 anos.

23 doentes necessitaram de cirurgia de emergência (21,7%) na sequência de uma complicação. Foram registadas seis mortes per-operatórias.

Registaram-se 54% de pneumopatias infecciosas, 24% de hemorragias pós-operatórias, das quais 16 foram reparadas, 17% de re-infarto agudo do pulmão, 11% de tamponamento pós-operatório e 9% de mediastinite. Foi registado apenas um caso de trombose obstrutiva intermitente precoce de uma prótese mitral.

Durante o período pós-operatório, ocorreram 21 mortes precoces, o que corresponde a uma taxa de mortalidade hospitalar de 25,4%. Apenas uma morte tardia foi registada sem causa.

O seguimento médio foi de 54,5 meses. O ecocardiograma de seguimento revelou um bom perfil hemodinâmico das biopróteses implantadas em 90,9% dos casos, uma bioprótese estenosante em 4 doentes (6%) e duas próteses com fugas (3%).

Identificámos os seguintes factores como preditivos de mortalidade: excesso de peso, doença valvular aórtica com fugas, administração de catecolaminas, cirurgia valvular realizada em contexto de urgência, tempos operatórios prolongados e infecções pulmonares pós-operatórias.

Conclusão:

As biopróteses oferecem uma qualidade de vida satisfatória, com resultados prometedores em termos de durabilidade e funcionalidade. No entanto, são ainda necessários mais trabalhos para estudar a evolução a longo prazo na população jovem.

Palavras chave : Cirurgia cardíaca - Circulação extracorporal - Bioprótese - Válvula aórtica - Válvula mitral - Substituição da válvula cardíaca.

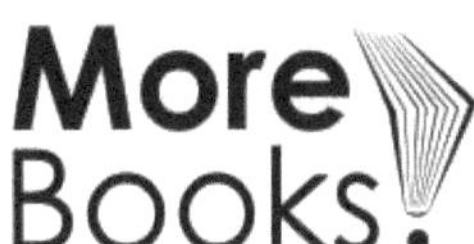

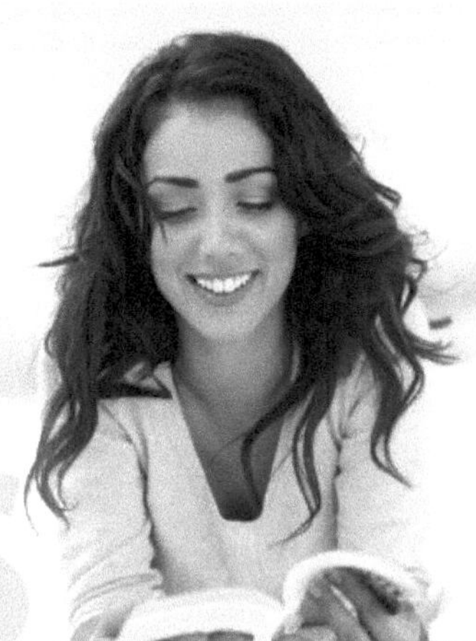

I want morebooks!

Buy your books fast and straightforward online - at one of world's fastest growing online book stores! Environmentally sound due to Print-on-Demand technologies.

Buy your books online at
www.morebooks.shop

Compre os seus livros mais rápido e diretamente na internet, em uma das livrarias on-line com o maior crescimento no mundo! Produção que protege o meio ambiente através das tecnologias de impressão sob demanda.

Compre os seus livros on-line em
www.morebooks.shop

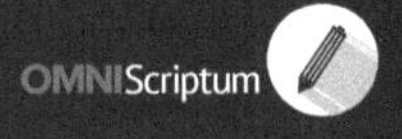

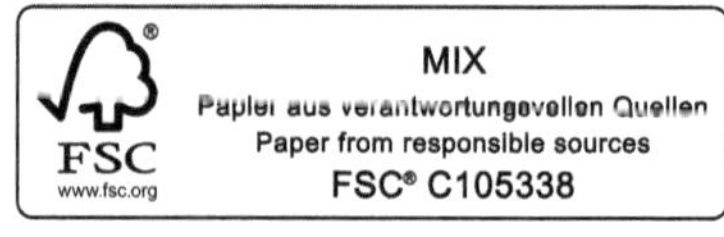

Printed by Books on Demand GmbH, Norderstedt / Germany